Manual de laboratorio de microbiología para el diagnóstico de infecciones respiratorias

Manual clínico y técnico de ayuda al diagnóstico microbiológico de las infecciones del trato respiratorio alto y bajo

Mª José López García, Marta Cárdenas Povedano, Aurora Urbano Felices

Revisado por: José Miguel Aguilar Benítez

1ª edición © 2012 OmniaScience (Omnia Publisher SL)

www.omniascience.com

DOI: http://dx.doi.org/10.3926/oss.4

ISBN versión on-line: 978-84-695-0921-0

ISBN versión impresa: 978-84-940234-6-0

DL: B-18941-2012

Diseño portada y contraportada: OmniaScience

Fotografía portada: © Kts | Dreamstime.com

Impreso por Createspace.

Índice

Índice de tablas

Índice de ilustraciones

Presentación

Las infecciones respiratorias son las enfermedades de mayor incidencia además de presentar algunas de ellas, como la enfermedad pulmonar obstructiva crónica, una prevalencia creciente en el mundo desarrollado. Los procesos infecciosos de las vías respiratorias altas son las que más ausencia escolar y laboral producen, mientras que las infecciones del tracto respiratorio inferior son las que requieren más hospitalización y presentan mayores tasas de morbilidad y mortalidad. Todo esto, además de los costes económicos derivados de las bajas laborales y de los prolongados tratamientos farmacéuticos y hospitalarios, apremian en la necesidad de conseguir diagnósticos certeros y rápidos.

En cuanto al Laboratorio de Microbiología, el hecho de que la gran mayoría de los procedimientos sean manuales hace que se requiera personal entrenado con ciertas habilidades técnicas y que el informe de resultados dependa de la interpretación subjetiva del facultativo. Por otra parte, los métodos de diagnóstico directo en microbiología están experimentando un gran avance, mejorando los tiempos de respuesta y la eficiencia del proceso.

El objetivo de este manual es actualizar los conocimientos clínicos, analíticos y técnicos, y adiestrar en los procedimientos de diagnóstico microbiológico de las infecciones del tracto respiratorio alto y bajo, con el fin último de disminuir la morbilidad y mortalidad asociadas y los costes derivados de ellas.

Va dirigido al personal en formación y a profesionales del ámbito sanitario, principalmente del laboratorio (técnicos y facultativos) pero también a los clínicos (médicos y enfermeros). Recorre por tanto las áreas asistenciales de atención primaria (medicina comunitaria y pediatría) y especializada (otorrinonaringología, neumología, medicina interna e intensiva...), toma de muestras, y las distintas áreas del laboratorio de microbiología.

Para la elaboración del manual nuestro grupo de trabajo ha realizado una revisión completa y actualizada de las infecciones respiratorias sobre la que ha desarrollado unos Procedimientos de Laboratorio de Microbiología de forma detallada y esquematizada, de cada uno de los pasos del proceso analítico: toma de muestras y recepción, procesamiento e informe de laboratorio.

Abril 2012

Capítulo 1

Flora respiratoria normal

El aparato respiratorio se divide en dos sectores anatómicos: alto y bajo. En el individuo normal únicamente las vías respiratorias altas (fosas nasales y faringe) están colonizadas por flora normal. Los senos paranasales, el oído medio, la tráquea, los bronquios pulmonares y la pleura son estériles.

Ilustraciones recomendadas:

http://www.juntadeandalucia.es/averroes/~29701428/salud/ssvv/respi0.htm
http://www.juntadeandalucia.es/averroes/~29701428/salud/ssvv/respi1.htm
http://www.juntadeandalucia.es/averroes/~29701428/salud/ssvv/respi2.htm

http://www.juntadeandalucia.es/averroes/~29701428/salud/ssvv/respi3.htm
http://www.juntadeandalucia.es/averroes/~29701428/salud/ssvv/respi4.htm
http://www.juntadeandalucia.es/averroes/~29701428/salud/ssvv/respi5.htm

http://www.juntadeandalucia.es/averroes/~29701428/salud/ssvv/respi6.htm
http://www.juntadeandalucia.es/averroes/~29701428/salud/ssvv/respi7.htm
http://www.juntadeandalucia.es/averroes/~29701428/salud/ssvv/respi8.htm

En las fosas nasales la estructura anatómica tortuosa genera una corriente de aire turbulenta. Cuando el aire choca contra las mucosas, se calienta y las partículas grandes que éste contiene son retenidas por el mucus y los pelos de las narinas. En sectores más bajos los microorganismos que ingresan por esta vía llegan al tejido linfoide del anillo de Waldeyer.

El sistema mucociliar, la capa de moco y los reflejos como la tos, el estornudo y la broncoconstricción son otros mecanismos de defensa importantes. La mucosa respiratoria también es rica en IgA.

En el tejido pulmonar existen macrófagos alveolares que contribuyen a la defensa del huésped, fagocitando las bacterias y otras partículas.

1.1 Fosas nasales

En las fosas nasales se encuentran microorganismos característicos de la piel: *Staphyloccus epidermidis* y especies de *Corynebacterium*. Alrededor de 20 a 30% de los individuos son portadores nasales sanos de *S. aureus*, porcentaje que aumenta en personas diabéticas sometidas a hemodiálisis y en el personal de salud. En preescolares es habitual la colonización nasal por *Streptococcus pneumoniane* y especies de *Haemophilus*.

1.2 Faringe

En la faringe la flora normal está compuesta principalmente por *Streptococcus* α-hemolíticos, del grupo viridans. Se encuentran además diferentes especies de *Lactobacillus*, *Propionibacterium*, *Corynebacterium, Moraxella*, etc. Los anaerobios superan en diez veces a los aerobios y se aíslan *Peptoestreptococcus* spp, *Bifidobacterium* spp, y *Actinomyces* spp. Los bacilos gramnegativos que se encuentran, generalmente *son Fusobacterium,* spp y *Bacteroides* spp.

En las criptas amigdalinas se produce acumulación de materia orgánica que disminuye el potencial de óxido reducción, por lo tanto el número de anaerobios puede ser muy elevado. Algunos individuos albergan *S. pneumoniae* y *Haemophillus influenzae*, sin que ello signifique enfermedad. También pueden encontrarse especies no patógenas de *Neisseria* y *Streptococcus* ß-hemolíticos no pertenecientes al grupo A. En condiciones normales no existen bacterias más allá de la glotis.

La flora orofaríngea está implicada en infecciones pulmonares, causadas por la aspiración de estos microorganismos. Generalmente esto ocurre en pacientes que tienen alterados los reflejos de defensa debido a alteraciones de la conciencia, etc. En las infecciones bronquiales o pulmonares, el estudio de la expectoración puede resultar útil si el paciente logra obtener una buena muestra mediante el esfuerzo de tos. Hay que ser cauteloso en la lectura de esta muestra, porque la misma se contaminará en diferentes grados por la flora oral.

Capítulo 2

Infecciones respiratorias y agentes etiológicos

2.1 Infecciones de vías respiratorias altas

Ilustraciones recomendadas:

http://www.zonamedica.com.ar/categorias/medicinailustrada/gargantanarizy/index.html

Los procesos infecciosos de las vías respiratorias altas (IRA) constituyen seguramente la causa más frecuente de consulta en la práctica clínica diaria y las enfermedades que más ausencia escolar y laboral producen. Sólo en Estados Unidos se calcula que se producen al año algo más de tres episodios de resfriado común por habitante y año. En España se ha comprobado que casi el 30% de las consultas médicas relacionadas con la infección respiratoria son debidas a resfriados y el 20% a faringitis.

Las IRA son las infecciones que afectan la nasofaringe, orofaringe, laringe, tráquea, oído y senos paranales. Debe recordarse que la mucosa del tracto respiratorio superior es continua por lo que una infección en cualquiera de sus sectores puede propagarse hacia sus sectores inferiores.

2.1.1 Faringitis

Se define la faringitis como la inflamación y/o la infección de la faringe y/o área periamigdalar. Puede estar afectada tanto la orofaringe como la nasofaringe, adenoides y amígdalas. El término amigdalitis se refiere a la inflamación de las amígdalas y puede utilizarse indistintamente junto con el de faringitis. En ocasiones la faringitis es parte de un síndrome, como el resfriado común o la gripe. La faringitis aguda es uno de los motivos más frecuentes de consulta y prescripción de antibióticos en las consultas de atención primaria. En España se estima que suponen un 20% de las consultas por infecciones respiratorias y el 75% aproximadamente de las mismas generan prescripción de antibióticos.

o La epidemiología de la faringitis viral es igual a la de la rinitis. Cada virus tiene su propia incidencia estacional. (Ilustración 1). En cuanto al rol del clima y la temperatura, se cree que por un lado las bajas temperaturas aumentan el hacinamiento de personas en espacios cerrados favoreciendo la diseminación; por otro lado, los cambios en la humedad ambiental relativa alteran la viabilidad viral, por ejemplo Rinovirus tiene mayor viabilidad cuando la humedad es de 40% a 50%, mientras que Influenza y Parainfluenza virus persisten viables en aerosoles habiendo baja humedad ambiental relativa. La vía de ingreso es respiratoria, por contacto directo con secreciones infectadas, mano a mano a través de fómites, y posteriormente son inoculados en la mucosa nasal o conjuntival.

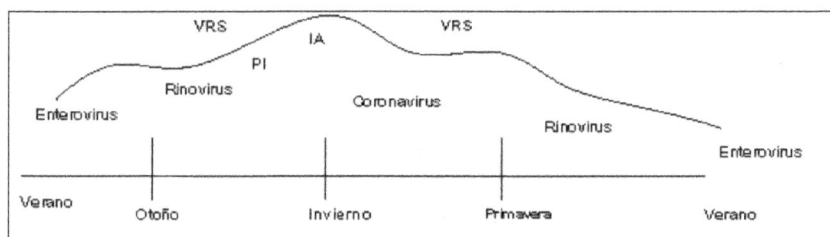

Ilustración 1. Frecuencia estacional de los virus respiratorios

o Las faringitis bacterianas ocurren durante todo el año pero tienen su pico de incidencia en otoño y primavera. El grupo etario más afectado y el de mayor riesgo de complicaciones es el de 5 a 15 años. La trasmisión se produce por vía respiratoria por contacto estrecho persona a persona.

Los signos y síntomas de la faringitis causada por virus o por bacterias son inespecíficos.

o La faringitis bacteriana suele tener un período de incubación de dos a cuatro días. El cuadro más característico de *S. pyogenes* está dado por la instalación abrupta de dolor de garganta, odinofagia acompañada de fiebre, cefalea y malestar general. En niños son frecuentes las náuseas, vómitos y dolor abdominal. Los signos más destacados son edema, enrojecimiento e hiperplasia linfoide a nivel de la faringe posterior, hiperplasia amigdalina, exudado amigdalino blanco grisáceo, adenomegalias cervicales dolorosas.

Si bien esta signosintomatología es sugestiva de faringitis bacteriana, también puede deberse a causas virales, y por este motivo nunca puede realizarse el diagnóstico etiológico únicamente sobre la base del cuadro clínico. Por otra parte, un cuadro respiratorio alto que carezca de estas manifestaciones raramente corresponderá a una faringitis bacteriana.

o La aparición concomitante de conjuntivitis, coriza, tos, exantema, estomatitis, pequeñas lesiones ulceradas y diarrea se asocia más frecuentemente con la etiología vírica.

Virus

Son la causa más frecuente de faringitis infecciosa aguda.

o Los virus respiratorios (rinovirus, adenovirus, respiratorio sincicial, influenza, parainfluenza, coronavirus) frecuentemente causan faringitis.

    o Fiebre faringoconjuntival: la presentación clínica de la faringitis producida por Adenovirus generalmente es más severa que la asociada al resfriado común. Se acompaña de malestar general, mialgias, cefaleas, chuchos de frío, mareos, fiebre alta, odinofagia y exudado faríngeo purulento indistinguible del observado en las faringitis bacterianas. Una característica distintiva, si está presente, es la conjuntivitis que afecta a un tercio de los casos. Es de tipo folicular y bilateral.

o Otros virus asociados son: virus coxsackie, echovirus y virus herpes simple.

    o Faringitis herpética: la infección primaria por Herpes simplex puede presentarse como una faringitis aguda. Los casos leves son indiferenciables de las otras etiologías. En los casos severos la presencia de inflamación y exudado purulento puede hacer pensar en una faringitis bacteriana. Las vesículas y las úlceras planas de paladar son hallazgos característicos.

    o Herpangina: es un tipo infrecuente de faringitis causada por el virus Coxsackie y se diferencia por la presencia de pequeñas vesículas en paladar blando, la úvula y pilares anteriores de faringe. Las lesiones se abren para convertirse en pequeñas úlceras blancas. Se observa principalmente en niños, en quienes puede manifestarse como una enfermedad febril severa.

o Epstein-Barr, citomegalovirus, virus de la rubéola, sarampión.

    o Mononucleosis infecciosa: cuadro clínico producido por Epstein-Barr y Citomegaloviru, cursa con faringitis aguda y suele acompañarse de odinofagia, fiebre alta, linfadenopatías y esplenomegalia.

    o Las infecciones sistémicas por citomegalovirus, virus de la rubéola, sarampión y otros, también pueden asociarse con faringitis aguda.

o El virus de la inmunodeficiencia humana (VIH) también puede producirla; no hay que olvidar que la presentación inicial de esta infección puede ser de un cuadro catarral.

Bacterias

Causan el 5-40% de las faringitis agudas. Las faringitis bacterianas, según la etiología, se pueden dividir en:

o Faringitis estreptocócicas. *S. pyogenes* es la bacteria más frecuente (responsable del 20-40% de los episodios de faringitis aguda en la edad pediátrica y del 2-26% de los casos en adultos). Otros estreptococos beta-hemolíticos, pertenecientes a los grupos C y G y con tamaño grande de colonia, también se han asociado con brotes de faringitis, pero se desconoce su importancia en los casos esporádicos. El papel de *S. pyogenes* en la faringitis aguda está claramente establecido, aunque también existen portadores asintomáticos, en particular entre convivientes de un caso índice de infección estreptocócica.

En los casos en que la cepa de *S. pyogenes*, que causa una faringitis u otra infección, produce toxinas eritrogénicas, puede producirse escarlatina. Se trata de un eritema difuso y puntiforme que se acompaña de enantema característico que afecta el paladar y la lengua. La infección faríngea aguda es de resolución espontánea; la fiebre desaparece en tres a cinco días y el resto de los síntomas y signos suele resolverse en el plazo de una semana. El único motivo por el cual se justifica el tratamiento antibiótico es la prevención de las complicaciones.

o Complicaciones supuradas. A nivel local, pueden producirse abscesos o flemones periamigdalinos, abscesos retrofaríngeos. Por extensión directa del germen: otitis media, sinusitis, mastoiditis, linfadenitis cervical supurada. Otras complicaciones supuradas, como infecciones del sistema nervioso central, son extremadamente raras.

o Complicaciones no supuradas (secuelas postestreptocócicas): fiebre reumática y glomerulonefritis.

- Fiebre reumática (FR). Es una enfermedad que se caracteriza por lesiones inflamatorias no supurativas que afectan fundamentalmente al corazón, las articulaciones, el tejido subcutáneo y el sistema nervioso central. Su presentación clínica es muy variable dependiendo del grado de afección de cada órgano. Las personas que han sufrido un episodio de FR son especialmente susceptibles tras nuevas infecciones por S. pyogenes. No se ha descrito la fiebre reumática como complicación de la faringitis por estreptococos del grupo C o G.

- Glomerulonefritis (GN). Es una enfermedad inflamatoria del glomérulo renal que sigue a las infecciones faríngeas o cutáneas causadas por cepas pertenecientes a un limitado número de serotipos de S. pyogenes, llamadas cepas nefritogénicas. Se manifiesta por edema, hipertensión arterial, hematuria y proteinuria. A diferencia de la FR, S. pyogenes no es el único agente capaz de causar GN, sino que estreptococos del grupo C, concretamente la especie *S. equi* subsp. Zooepidemicus también pueden originarla.

○ Faringitis no estreptocócicas

  ○ *Arcanobacterium haemolyticum.* Se ha aislado a partir de la piel y faringe de individuos sanos pero también se ha descrito como causa de infección, especialmente faringitis en adolescentes y adultos jóvenes. La faringitis asociada a este patógeno se acompaña generalmente de un rash similar al que se observa en la escarlatina. Se ha implicado también en infecciones cutáneas e invasivas como sinusitis, celulitis y septicemia, a menudo en combinación con otros patógenos.

  ○ *Neisseria gonorrhoeae.* Puede producir faringitis de forma ocasional en pacientes que tienen contacto sexual orogenital. A pesar de la baja incidencia, debe incluirse en el diagnóstico diferencial de faringitis en adultos sexualmente activos, en grupos de alto riesgo y entre pacientes con gonorrea urogenital.

  ○ *Mycoplasma pneumoniae.* Produce principalmente traqueobronquitis y neumonía, aunque también se ha asociado a casos de faringitis recurrentes.

  ○ *Chlamydophila pneumoniae* y *Chlamydophila psittaci.* Son causa de neumonía y en muchos casos se describe la faringitis como manifestación inicial de la infección. La verdadera incidencia de faringitis por estos microorganismos no se conoce, ya que generalmente el diagnóstico se realiza mediante técnicas serológicas.

  ○ *Treponema pallidum.* La infección faríngea se puede adquirir tras relaciones sexuales orogenitales. Aparece el chancro faríngeo asociado a linfadenopatía. En el caso de sospecha de sífilis habría que realizar las pruebas serológicas correspondientes. Se puede examinar una muestra del chancro mediante tinción con anticuerpos fluorescentes.

  ○ *Corynebacterium diphteriae.*

  ○ *Yersinia enterocolitica.* Muy poco frecuente. Sólo hay descritos dos brotes de faringitis en la literatura.

  ○ *Francisella tularensis.* La tularemia orofaríngea puede adquirirse a través del contacto con artrópodos o animales infectados. La recogida y el procesamiento de muestras para el aislamiento de F. tularensis suponen un elevado riesgo pues el microorganismo puede penetrar a través de la piel intacta y mucosas durante la recogida de la muestra o puede ser inhalado si se producen aerosoles sobre todo durante el procesamiento de las muestras. Se describe con frecuencia la tularemia como una infección adquirida en el laboratorio a pesar de que los casos de enfermedad son infrecuentes.

  ○ *Anaerobios*

2.1.2 Síndromes laríngeos

Laringitis aguda y laringotraqueítis

- o La laringitis es una manifestación frecuente de las infecciones del tracto respiratorio superior, caracterizada por rinorrea, tos y dolor de garganta, que normalmente afecta a niños mayores, adolescentes y adultos. La laringitis aguda es un síndrome clínico muy frecuente en las consultas de atención primaria.

- o La laringotraqueítis aguda o síndrome denominado *crup* es una infección vírica de las vías respiratorias superiores e inferiores específica de la infancia, que produce inflamación en la zona de la subglotis y un cuadro de disnea acompañada de una inspiración estridente característica.

- o Enfermedad frecuente de la primera infancia, representa el 15% de todas las IRA en los niños. La incidencia máxima se observa durante el segundo año de vida y la mayor parte de los casos se produce entre los tres meses y los tres años de edad. Predomina en el sexo masculino. En muchos niños el *crup* sólo se desarrolla una vez durante la infancia, aunque se produzcan múltiples infecciones por los virus que la causan. En ocasiones, sin embargo, estas infecciones víricas causan episodios repetidos de *crup* en la primera infancia.

Los patrones epidemiológicos reflejan principalmente los patrones estacionales. El virus Parainfluenza 1 tiene su máxima incidencia durante el otoño y parecería provocar brotes epidémicos año por medio. Lo brotes en invierno o principios de la primavera se asocian más frecuentemente a Influenza A o B.

Cuadro clínico

- o La laringitis comienza como un catarro común sin fiebre asociada o con febrícula. El paciente se queja de ronquera y el examen de la laringe revela las cuerdas vocales hiperémicas y eritematosas debido al edema y a la ingurgitación vascular de las mucosas. Por lo general, el diagnóstico de la laringitis aguda se realiza solo en función de los datos clínicos.

- o El debut del *crup* es gradual, y va seguido de una infección del tracto respiratorio superior. El *distress* respiratorio severo, especialmente en niños pequeños, y la fiebre son manifestaciones comunes. El *crup* produce estrechamiento de la vía aérea y signos y síntomas similares a los de la epiglotitis, pero los niños con *crup* tienden a tener un curso de la enfermedad más largo, empeorando por las noches y con tos "perruna". Los niños infectados por Influenza y Parainfluenza suelen tener fiebre de entre 38º y 40º; en la infección por VRS la fiebre suele ser más baja. La instalación del *crup* puede estar anunciada por la presencia de disfonía y una profundización de la tos, habitualmente seca con un tono metálico. Aparecen polipnea, tirajes altos, estridor laríngeo inspiratorio, roncus y sibilancias. Una característica distintiva es su curso fluctuante. El cuadro puede mejorar o agravarse clínicamente en el curso de una hora. La mayoría de las veces dura entre tres y cuatro días, aunque la tos puede persistir. El diagnóstico es clínico.

En los niños con edad inferior a 6 meses, la presentación del *crup* y de la epiglotitis puede ser indistinguible.

Etiología

- o Los agentes etiológicos primarios de ambas enfermedades son los <u>virus respiratorios</u>; de este modo, en pacientes mayores de cinco años con laringitis se ha aislado parainfluenza, rinovirus, virus de la gripe o adenovirus. También se ha observado que la ronquera es una manifestación destacada de la infección por coronavirus y por el virus de la parainfluenza, identificándose tanto en niños como en adultos jóvenes.

- o El virus Parainfluenza 1 es la causa más frecuente del crup, el tipo 3 suele ser el segundo en frecuencia. Solo Parainfleunza tipo1 y el virus Influenza A se asocian con epidemias. En la era prevacunal el sarampión se asociaba con un crup severo y complicado.

- o <u>Las infecciones bacterianas</u> también se han asociado en ocasiones a laringitis aguda, como son los casos de la faringitis estreptocócica aguda, de infecciones por *Bordetella pertussis, Bordetella parapertussis,* y de infecciones por *M. catarrhalis* o *H. influenzae*.

- o En muchas circunstancias, la infección inicial está ocasionada por varios virus, y las bacterias juegan un papel como agentes sobreinfectantes sobre la mucosa del tracto respiratorio previamente dañada. Entre las causas poco frecuentes de laringitis aguda se encuentran los herpesvirus, *Candida* spp., *Coccidioides immitis*, *Cryptococcus neoformans* y *Estreptococos* beta-hemolíticos del grupo G, tanto en pacientes inmunocompetentes como en inmunocomprometidos. Entre los herpesvirus se han visto implicados los virus del herpes simple 1 y 2, el virus varicela-zóster y el citomegalovirus.

- o La laringitis producida por <u>*Mycobacterium tuberculosis* o por una blastomicosis</u> está asociada con la infección pulmonar. Los hallazgos clínicos varían desde parálisis de los nervios craneales y lesiones ulcerativas de la laringe posterior, a masas similares a tumores en la laringe anterior. Dado que este cuadro clínico es variable, es necesario que exista una gran sospecha clínica para realizar el diagnóstico.

- o La <u>histoplasmosis</u> laríngea es una complicación de la infección diseminada y se manifiesta como ronquera de aparición indolente sin tos. La blastomicosis y la histoplasmosis de la laringe pueden confundirse con el carcinoma escamoso. El diagnóstico depende de la demostración del hongo en la submucosa.

Debido a que el diagnóstico de laringitis y el *crup* es fundamentalmente clínico, y de etiología es vírica en la mayoría de los casos, los cultivos para bacterias y hongos son sólo necesarios cuando no hay otra causa aparente o cuando se realiza un diagnóstico diferencial de infecciones crónicas (por ejemplo, histoplasmosis y tuberculosis) con malignidad laríngea.

Epiglotitis

La epiglotitis es un proceso infeccioso que produce inflamación y edema de las estructuras supraglóticas, lo que incluye la epiglotis, la úvula, la base de la lengua, aritenoides, las falsas cuerdas vocales y las paredes faríngeas adyacentes. En contraste con la faringitis y el *crup*, la epiglotitis tiene una etiología primariamente bacteriana y suele ocurrir en niños mayores de dos años; también puede ocurrir en adultos. La mayoría de los casos de epiglotitis en niños menores de cinco años están causadas por *H. influenzae* tipo b. Desde la introducción de la vacuna frente a *H. influenzae* tipo b (Hib) ha habido un gran descenso en el número de casos de epiglotitis aguda ocasionada por este organismo.

La epiglotitis aguda se produce típicamente en niños entre 2 y 6 años y característicamente presenta un inicio agudo con fiebre alta, dolor de garganta y obstrucción respiratoria con estridor, disfagia, y agitación. Es importante diferenciar esta situación del *crup* vírico por las implicaciones terapéuticas. Los adultos con epiglotitis a menudo tienen una presentación menos aguda caracterizada por odinofagia y cambios en la voz. Otras manifestaciones menos comunes en los adultos son disnea, estridor, faringitis, fiebre, adenopatías cervicales, tos y hemoptisis. La epiglotitis afecta aproximadamente a 1 de cada 100.000 adultos por año.

Síndrome	Edad	Etiológia	Clínica
Laringitis	Niños mayores, adolescentes y adultos	Virus Influenza, Adenovirus, Rinovirus, Virus parainfluenza, VRS, *M. catarrhalis*, *M. pneumoniae*, *C. pneumonia*	Ronquera, dolor de garganta, fiebre, y congestión nasal
Laringotra-Queobron-Quitis (*Crup*)	Bebés y niños pequeños (3 meses-3 años)	Virus parainfluenza, VRS, Adenovirus, *H. influenzae*, *M. pneumoniae*, *S. pyogenes*, *S. aureus*, *M. catarrhalis*	Fiebre, tos "perruna", dificultad respiratoria, tiraje, y estridor
Epiglotitis	Niños de 2-6 años	*H. influenzae*, *H. parainfluenzae*, *S. pneumoniae*, *S. pyogenes*, *S. aureus*	Aparición brusca de fiebre, dolor de garganta y agitación

Tabla 1. Características diferenciales de los síndromes laríngeos más comunes

La vacuna no es 100% eficaz y se han descrito casos esporádicos de epiglotitis por *H. influenzae* tipo b en niños previamente vacunados. En algunos casos se deben tener en cuenta también varios virus respiratorios. Otras especies bacterianas que se han asociado con epiglotitis son *H. influenzae* no tipable, *Haemophilus parainfluenzae*, *S. pneumoniae*, *S pyogenes* y *S. aureus*.

El diagnóstico es esencialmente clínico sin necesidad de realizar el aislamiento etiológico de los organismos desde el lugar de la infección, más aún, la manipulación de la epiglotis puede conducir a obstrucción respiratoria, siendo por tanto una contraindicación absoluta.

2.1.3 Otitis

Aunque el cuadro de otitis no corresponde en sentido estricto al tracto respiratorio superior, sí puede acompañar a las IRAs.

La otitis es la inflamación del oído, tanto del canal auditivo externo como del oído medio (Ilustración 6), cuya causa más frecuente es la infección bacteriana. La otitis media aguda (OMA) representa una de las patologías más frecuentes en el niño y es uno de los principales motivos de prescripción de antibióticos en atención primaria, pero su diagnóstico puede ser difícil; la OMA no siempre es sintomática y los métodos y dispositivos de diagnóstico, escasos. Al mismo tiempo, dado el alto índice de curación espontánea, puede existir una subestimación del número real de casos.

Otitis externa

A) Otitis externa

La infección del conducto auditivo externo es similar a una infección de la piel y los tejidos blandos en cualquier otra parte del organismo. Generalmente está causada por humedad excesiva que permite a las bacterias multiplicarse en el canal auditivo, dando lugar a maceración e inflamación.

El dolor y el prurito resultantes pueden ser importantes debido al escaso espacio disponible para la expansión de los tejidos inflamados. También pueden ser el resultado de un traumatismo (al intentar limpiar el oído), o de distintos cuadros dermatológicos (eczema, psoriasis).

La otitis externa puede aparecer a cualquier edad, y puede dividirse en varias categorías que, exceptuando los casos invasivos, no suelen diferenciarse como tales en la práctica clínica.

- Localizada aguda. Puede manifestarse como una lesión pustulosa o un forúnculo, causados generalmente por *S. aureus*. Las erisipelas causadas por *S. pyogenes* pueden afectar al pabellón auricular y al conducto auditivo externo.
- Difusa aguda. Es un cuadro común en adultos, que aparece en condiciones cálidas y húmedas, denominado también "oído del nadador". El principal agente etiológico es *Pseudomonas aeruginosa*.
- Crónica. Aparece como consecuencia de la irritación provocada por el drenaje del oído medio en pacientes con una otitis media supurativa crónica.
- Invasiva ("maligna"). Es una infección necrotizante grave que se propaga desde el epitelio escamoso del conducto auditivo externo hacia los tejidos blandos, los vasos sanguíneos, el cartílago y el hueso circundantes.

Esta enfermedad afecta principalmente a las personas de edad avanzada, a los pacientes diabéticos e inmunocomprometidos. La diseminación de la infección hacia el hueso temporal y posteriormente al seno sigmoideo, la base del cráneo, las meninges y el cerebro puede ser fatal. El agente causal es casi siempre *Pseudomonas aeruginosa.*

o   Fúngica. Puede formar parte de una infección micótica local o general y en el canal auditivo externo puede presentarse de forma superficial, crónica o subaguda. Las especies de *Aspergillus* son responsables de la mayoría de los casos.

B) Otitis media

La otitis media (OM) o inflamación del oído medio se asocia a presencia de líquido en el oído medio, o con otorrea (secreción desde el oído a través de una perforación de la membrana timpánica o de un tubo de ventilación).

Puede clasificarse por los síntomas asociados y duración, frecuencia y complicaciones, así como por los hallazgos otoscópicos. No parece haber consenso en la forma de denominar las distintas formas de presentación de la OM, aunque los más comunes se indican a continuación, así como sus características clínicas y patogenia.

o   Otitis media aguda (OMA). Es una otitis de comienzo brusco que se acompaña de signos y síntomas que no siempre son específicos.

   La OMA se debe a la colonización del oído medio por bacterias procedentes de la nasofaringe, que causa una reacción aguda inflamatoria con producción de pus. Una vez resuelto el episodio agudo, puede persistir en el oído medio cierta cantidad de líquido por dificultades de drenaje. La presencia de este fluido puede causar dificultades auditivas.

   Se sabe que la mencionada colonización se ve facilitada por el incremento de la adherencia bacteriana al revestimiento de la trompa de Eustaquio, debido a la presencia de virus y enzimas bacterianas, endotoxinas y mediadores inflamatorios.

o   Más de dos tercios de los niños de tres años ya han padecido uno o más episodios de OMA, y un tercio ha sufrido ya tres o más episodios; la incidencia máxima se observa entre los 6 y 24 meses de edad. La mayor frecuencia en niños de estas edades se atribuye a factores inmunológicos, tales como la ausencia de anticuerpos antineumocócicos, a factores anatómicos, incluyendo un menor ángulo de la trompa de Eustaquio en relación a la nasofaringe, así como a la mayor incidencia de infecciones víricas del tracto respiratorio, que pueden conducir al bloqueo de la trompa de Eustaquio.

o   Otitis media serosa (OMS). Se define como una secreción asintomática del oído medio que puede asociarse a sensación de "oído taponado". Se sabe que la eliminación incompleta de las bacterias del oído medio después de una OMA puede ser responsable de la inflamación persistente del oído medio, que conduciría a la OMS.

o   Otitis media recurrente. Se define como la aparición de tres episodios de OMA en seis meses, o cuatro o más episodios en un año.

o Otitis media crónica supurada. Se debe a episodios recurrentes de infección aguda y a una duración prolongada del derrame del oído medio, generalmente producido por un episodio previo de infección aguda.

Consideraciones clínicas de la OMA

La secuencia más probable de eventos en la mayoría de los episodios comprende una anomalía previa (debido por lo general a una IRA alta viral) que da lugar a la congestión de la mucosa respiratoria y la consecuente obstrucción de la mucosa tubárica que ocasiona la obstrucción de la porción más estrecha de la trompa o istmo; la obstrucción provoca una presión negativa en el interior del oído medio, con formación de derrame. Las secreciones del oído medio se acumulan en consecuencia, si después de producirse la obstrucción tubárica existen bacterias patógenas en el oído medio que colonizan la nasofaringe, los microorganismos se multiplican y producen una infección supurada aguda.

La enfermedad se presenta con otalgia, hipoacusia, fiebre, anorexia, vómitos, diarrea. Cuando ocurre perforación de la membrana timpánica se observa otorrea. Las posibles complicaciones de esta infección son otorrea purulenta crónica, mastoiditis aguda, bacteriemia, pérdida de audición.

Etiología

o Tres especies bacterianas representan el 80% de las causas de OMA: S. *pneumoniae*, *H. influenzae* no tipo b (no capsulado en la mayoría de los casos), y *M. catarrhalis*. En nuestro medio, el neumococo es responsable del 25-50% de los episodios, y *H. influenzae* del 15-30%; en los países anglosajones, *M. catarrhalis* está implicada hasta en el 20% de los casos, sin embargo en el sur de Europa este porcentaje es mucho menor, siendo prácticamente inexistente en nuestro medio. Otras bacterias, como S. *pyogenes* y S. *aureus* también pueden ser causa de otitis media.

Hace aproximadamente 15 años se estableció la presencia, mediante timpanocentesis, de una nueva bacteria, *Alloiococcus otitidis,* en una serie de niños con otitis media crónica. Desde entonces, se han realizado nuevos estudios mediante técnicas de PCR que apoyan que la presencia de esta bacteria en el oído medio es una causa de este tipo de otitis. Otras bacterias del grupo de las corineformes, como *Corynebacerium auris* y sobre todo, *Turicella otitidis,* también se han relacionado con la otitis media, pero en este caso, no se han desarrollado trabajos suficientes para apoyar esta teoría.

o La coinfección con virus se observa en el 30-40% de los casos, pero menos del 10% de estos están causadas exclusivamente por virus (VRS, adenovirus, enterovirus, virus influenza y rinovirus).

o De forma ocasional, se asocian a la otitis media *Chlamydophila, Mycoplasma pneumoniae* y *Chlamydia trachomatis* en niños menores de seis meses. También se han aislado especies bacterianas anaerobias del oído de niños con OMA y otitis crónica. Hay otras formas muy infrecuentes de otitis: otitis diftérica, tuberculosa, tétanos otógeno, otitis por *Mycobacterium chelonae* y la otitis por *Ascaris lumbricoides*.

2.1.4 Sinusitis

Los senos paranasales comprenden el seno frontal, el maxilar, el etmoidal y el esfenoidal. Cada uno de ellos está recubierto por un epitelio ciliado pseudo-estratificado con orificios de drenaje (ostiums) que se abren a la nariz. Cualquier obstrucción de éstos conduce a la alteración de la fisiología normal y potencialmente puede producir sinusitis, cuyas causas son una infección vírica, bacteriana o micótica. A menudo es difícil distinguir de una simple rinofaringitis vírica o de una inflamación sinusal de causa alérgica, y estos dos procesos son importantes factores predisponentes para la aparición de una infección bacteriana de los senos paranasales.

Los síntomas de la sinusitis aguda pueden ser inespecíficos y su diagnóstico se fundamenta en una cuidadosa historia clínica y un buen examen físico. La mayoría de los pacientes probablemente sufren una sinusitis de causa vírica. Diferenciar la sinusitis vírica de la sinusitis bacteriana es difícil, debido a que las infecciones víricas preceden a las sinusitis bacterianas.

En general se dice que si los síntomas persisten por más de 7 días, son más severos que en la infección vírica o empeoran, se puede diagnosticar una sinusitis bacteriana.

La impresión clínica general es un indicador diagnóstico más seguro de sinusitis aguda bacteriana. El diagnóstico, depende de la presencia de al menos dos síntomas mayores, o un síntoma mayor y dos menores. Los síntomas mayores son: dolor o presión facial, obstrucción nasal, rinorrea purulenta, hiposmia o anosmia. Los síntomas menores son: cefalea, halitosis, dolor dental superior, tos (especialmente en niños), otalgia o presión en oídos.

Varios factores pueden contribuir a la obstrucción de los orificios de drenaje:

- o   Inflamación de la mucosa que obstruye el ostium
- o   Anormalidades en el sistema ciliar.
- o   Anormalidades anatómicas y estructurales.
- o   Sobreproducción de moco.

Las infecciones víricas o los daños del epitelio debilitan las defensas y facilitan la penetración de bacterias a la mucosa sinusal. Las alergias, el decúbito prolongado y el uso de sondas o tubos nasales, también contribuyen a la inflamación de la mucosa nasal y pueden obstruir el ostium de drenaje de los senos paranasales.

La mayoría de las veces la etiología es vírica o alérgica, pero en un pequeño porcentaje de casos, puede aparecer una infección bacteriana secundaria. Esto ocurre especialmente en los niños pequeños en los que las infecciones respiratorias víricas se complican en sinusitis bacteriana. En adultos esta complicación se produce entre el 5-13% de los casos. La probabilidad de que un paciente con síntomas respiratorios sugerentes de sinusitis tenga realmente esta condición no supera el 40%.

Por convención se denomina sinusitis aguda a aquel proceso infeccioso que dura hasta 4 semanas y sinusitis crónica a aquel que dura al menos 3 meses, que recurre más de 3 o 4 veces al año o en las que el tratamiento médico fracasa frecuentemente.

Los agentes etiológicos involucrados en la sinusitis aguda o crónica son diversos:

- o Los virus, que son la principal causa de sinusitis aguda son rinovirus, virus influenza, virus parainfluenza y adenovirus.

- o Entre las bacterias predominan dos especies: *S. pneumoniae* y *H. influenzae* no encapsulado.

- o En menor frecuencia están las bacterias anaerobias (tales como *Bacteroides, Fusobacterium* y cocos anaerobios), *M. catarrhalis, S. pyogenes, S. aureus* y los bacilos gramnegativos.

  Los bacilos gramnegativos son agentes causantes de sinusitis nosocomial, especialmente en pacientes que están sometidos a ventilación mecánica o intubados durante mucho tiempo.

- o Los hongos son agentes causantes de sinusitis crónica que se produce especialmente en pacientes inmunodeprimidos o con anomalías mecánicas. Los hongos más frecuentes son *Aspergillus* spp., *Fusarium* spp., los hongos dermatofitos (*Bipolaris spicifera, Cladosporium* spp., *Curvularia* spp., y *Alternaria* spp.) y los zigomicetos (*Mucor* spp., y *Rhizopus* spp.).

2.1.5 Síndrome de Lemierre

El síndrome de Lemierre es una entidad clínica caracterizada por una infección orofaríngea aguda que origina una tromboflebitis de la vena yugular interna, así como embolismos sépticos múltiples que afectan preferentemente al pulmón. Afecta principalmente a adolescentes y adultos jóvenes. Es actualmente una enfermedad rara debido al uso generalizado de antibióticos; no obstante es importante tenerla en consideración y mantener un alto índice de sospecha diagnóstica, ya que un tratamiento precoz es esencial para una evolución satisfactoria.

La presentación típica de esta enfermedad es la fiebre, malestar general, disfagia y antecedentes de faringitis en los días previos. Puede haber induración del borde anterior del esternocleidomastoideo y dolor cervical intenso, que son manifestaciones de tromboflebitis de la vena yugular interna. Los émbolos sépticos desde la vena yugular interna facilitan la diseminación metastásica de la enfermedad y la formación de abscesos en pulmón, hígado, articulaciones y otros lugares.

El agente causal en la mayor parte de los casos es *Fusobacterium necrophorum*, bacilo gramnegativo, anaerobio estricto, saprofito habitual de la microbiota de la boca. En algunos casos pueden aislarse asociados otros anaerobios como *Fusobacterium nucleatum, Bacteroides* o *Peptostreptococcus,* e incluso bacterias aerobias como *Arcanobacterium haemolyticum.*

2.1.6 Angina de Vincent

Es una infección de la cavidad oral caracterizada por faringitis, presencia de exudado membranoso, aliento fétido y úlceras orales. Es infrecuente en niños, pero sí se presenta en adultos que tienen una mala higiene bucal, estrés o una enfermedad sistémica grave. Está causada por ciertas especies aerobias como *Borrelia* spp. y anaerobias como *Fusobacterium* spp. Para confirmar el diagnóstico, además de la clínica y la exploración, se debe realizar una tinción de Gram.

2.1.7 Abscesos periamigdalino y faringeo

o El absceso periamigdalino es una colección purulenta localizada entre la cápsula amigdalar, el músculo constrictor superior de la faringe y el músculo palatofaríngeo. Es la complicación más frecuente de una infección amigdalar. Ilustración 10.

o El absceso retrofaríngeo afecta fundamentalmente a niños menores de 5 años, en los que se produce la infección de los ganglios linfáticos situados entre la pared posterior de la faringe y la fascia prevertebral. .

o El absceso parafaríngeo se sitúa lateralmente al músculo constrictor superior de la faringe y cerca de la carótida, y suele deberse a la complicación de un absceso periamigdalino, aunque en ocasiones son de naturaleza idiopática.

Cuadro clínico

o El absceso periamigdalino clínicamente se caracteriza porque en el curso de una amigdalitis aguda, aparece odinofagia y disfagia intensa, otalgia refleja, mal estado general y fiebre elevada, trismos, y voz gangosa con sialorrea. A la exploración se aprecia un abombamiento unilateral de la amígdala hacia la línea media con el consiguiente desplazamiento de la úvula hacia el lado sano. La palpación de los ganglios linfáticos de la región mandibular suele ser dolorosa.

o El absceso retrofaríngeo se manifiesta con fiebre elevada, odinofagia acentuada que puede comprometer la alimentación, e incluso estridor y disnea por obstrucción de la vía aérea. A la exploración se aprecia un abombamiento en la pared faríngea posterior. Este signo es difícil de detectar en niños pequeños debido al tamaño de la orofaringe y al acúmulo de secreciones en la hipofaringe y en la cavidad oral.

o Los síntomas más frecuentes del absceso parafaríngeo son el dolor y tumefacción cervical, seguido por la odinofagia y en menor medida por el trismus y tortícolis. Si un paciente con absceso periamigdalino presenta una clínica atípica, como cierta profusión de pared faríngea, edema de epiglotis, o los síntomas anteriormente indicados, se debe sospechar una extensión al espacio parafaríngeo. Asimismo, la imagen típica de abombamiento amigdalar y el desplazamiento contralateral de la úvula son signos menos evidentes si el absceso periamigdalino se ha convertido en parafaríngeo.

Etiología

Suele tratarse de una infección polimicrobiana con participación de la microbiota aerobia (*S. pyogenes, S. aureus, H. influenzae*) y anaerobia (*Prevotella, Porphyromonas, Fusobacterium*, y *Peptostreptococcus* spp.).

2.1.8 Difteria

La difteria es una enfermedad distribuida por todo el mundo, fundamentalmente en zonas urbanas pobres donde el hacinamiento es notorio y el grado de protección de la inmunidad inducida por la vacuna es bajo. Debido a los programas de inmunización activa la difteria se ha convertido en una enfermedad infrecuente en nuestro medio. La difteria es fundamentalmente una enfermedad pediátrica, pero en las zonas donde hay programas de inmunización activa para niños, la incidencia más elevada se observa en los grupos de más edad.

Cuando el microorganismo *Corynebacterium diphtheriae* llega al sujeto susceptible, inicia su multiplicación. Su virulencia está relacionada con la capacidad de elaborar y excretar toxina desde el foco local, ya que no produce bacteriemia, lo cual explica las manifestaciones locales y los efectos tóxicos a distancia (miocardio, sistema nervioso, riñón, etc.). Las lesiones se localizan en la mucosa respiratoria del tracto respiratorio superior y tras 2-4 días de periodo de incubación, las cepas lisógenas elaboran la toxina, que a nivel local dan lugar a fenómenos necróticos, inflamatorios y exudativos que condicionan un ambiente propicio para el crecimiento del microorganismo y para que siga elaborando más toxinas. Por su parte las células epiteliales necróticas, los leucocitos, hematíes, material fibrinoide y los propios bacilos diftéricos junto a otros microorganismos presentes en la mucosa respiratoria dan lugar a las típicas membranas diftéricas en las que se elabora y libera la exotoxina. Estas membranas en ocasiones producen un auténtico molde del árbol respiratorio.

Las manifestaciones clínicas tóxicas, a distancia, aparecen tras un periodo latente variable, de 10-14 días para la miocarditis y de 3-7 semanas para las neuritis periféricas. Hay que resaltar que es necesario instaurar precozmente el tratamiento con antitoxina ya que esta puede neutralizar la toxina circulante o la toxina absorbida por las células pero es ineficaz una vez que la toxina ha penetrado la célula. Las complicaciones más frecuentes son la miocarditis y la neuritis.

El agente etiológico de la difteria es *C. diphteriae* (del cual se conocen 4 biotipos: *gravis, mitis, intermedius y belfanti*) así como algunas cepas de *C. ulcerans* y *C. pseudotuberculosis*. Todos pueden portar el gen de la toxina diftérica, que se introduce en las cepas de *C. diphtheriae* mediante un fago lisogénico. Investigaciones posteriores a esta clasificación en biotipos demostraron que todos los tipos producen la misma toxina con diferencias más cuantitativas que cualitativas y que incluso las formas graves y mortales pueden estar condicionadas por el tipo *mitis,* por lo que esta clasificación, distinguiendo tipos, no tiene mayor interés práctico.

C. diphtheriae resiste bien la desecación y las bajas temperaturas (hasta 1 año en los cultivos conservados en la oscuridad), mientras que resiste poco la luz solar directa, por lo que se trata de una enfermedad "heliófaga" y esto explica que los microorganismos virulentos pueden permanecer con capacidad de contagio en juguetes, libros, muebles, etc. durante largo tiempo.

En nuestro país, la difteria es una enfermedad erradicada y su reaparición sería excepcional. El cribado de especies de *Corynebacterium* se recomienda únicamente en las siguientes circunstancias:

- o Paciente con uno de los siguientes factores de riesgo:

    - o Faringitis membranosa.

    - o Viaje en los 10 días previos o contacto con alguien que haya viajado recientemente a países de la antigua Unión Soviética, África, América del Sur o Sudeste asiático.

    - o Consumo de productos lácteos sin pasteurizar o contacto con animales domésticos (*C. ulcerans*).

    - o Trabajo en un laboratorio donde se manipulen cepas de *C. diphteriae*.

- o Paciente con úlceras crónicas o lesiones cutáneas y uno de los siguientes factores de riesgo:

    - o Viaje reciente a regiones tropicales.

    - o Contacto con viajeros recientes a zonas tropicales.

    - o Trabajo en un laboratorio donde se manipulen cepas de *C. diphteriae*.

2.1.9 *Candidiasis*

Las micosis de la cavidad oral son frecuentes y habitualmente de carácter leve o moderado. Se observan especialmente en pacientes portadores de prótesis o con inmunodeficiencias.

La mayor parte de las candidiasis orales son asintomáticas y más frecuentes en lactantes, ancianos y personas con factores predisponentes generales o locales. La infección por el virus de la inmunodeficiencia humana (VIH) es un importante factor predisponente y, en personas con SIDA, estas lesiones pueden ser indicadoras de la evolución de la enfermedad.

La candidiasis orofaríngea puede ser asintomática o producir dolor o sensación de mal sabor de boca. Se describen cuatro formas de candidiasis orofaríngea:

- o Candidiasis pseudomembranosa o muguet: se caracteriza por las típicas lesiones blanquecinas cremosas, adheridas a la mucosa bucal, que dejan un área eritematosa cuando se desprenden. Afecta sobre todo a la mucosa bucal, labios y paladar.

- o Candidiasis atrófica: se manifiesta como un eritema brillante con pérdida de papilas en la lengua y en toda la cavidad oral.

- o Candidiasis hiperplásica crónica: se caracteriza por áreas eritematosas de distribución simétrica junto a lesiones blanquecinas sobreelevadas que no se desprenden. Es la forma menos frecuente.

- o Queilitis angular: existe eritema y grietas o fisuras en las comisuras labiales.

En cuanto a la etiología, la mayoría están producidas por *Candida albicans* y, en menor medida, por otras especies de *Candida* como *C. tropicalis, C. parapsilosis,* y *C. glabrata*.

2.1.10 Zigomicosis

Las zigomicosis son un grupo heterogéneo de infecciones causadas por hongos oportunistas miceliares ubicuos y generalmente saprofitos. Los zigomicetos son hongos ubicuos de distribución mundial que tienen relativamente poco grado de patogenicidad, salvo cuando existen factores predisponentes siendo la acidosis metabólica el más implicado. Otros factores son la inmunosupresión, ruptura de barreras, enfermedades crónicas debilitantes, administración de corticoesteroides o antibióticos de amplio espectro. El uso de desferroxamina se ha asociado con distintas presentaciones de la zigomicosis pero no con la cutánea. La infección se origina al germinar las esporas del hongo y al producirse el crecimiento invasor de las hifas.

Cuadro clínico

o El cuadro típico de la mucormicosis es la *rinocerebral*, que se caracteriza por una sinusitis aguda, rápidamente progresiva, que invade los vasos sanguíneos y se extiende a la zona orbital y el cerebro. La especie que causa con mayor frecuencia esta infección es *Rhizopus oryzae*. Se han descrito otros tipos de mucormicosis, como la cutánea, la subcutánea, la gastrointestinal, la pulmonar e infecciones diseminadas.

o Las *entomoftoramicosis* son cuadros crónicos que suelen afectar al tejido subcutáneo o a la mucosa nasofaríngea. *Basidiobolus ranarum* origina micosis subcutáneas en la cara, en el cuello y en el tórax y *Conidibolus coronatus* causa una infección caracterizada por pólipos nasales. Ambos hongos son endémicos en zonas tropicales de América del Sur, África, Sudeste asiático y Australia. En los últimos años se han descrito infecciones diseminadas mortales en enfermos con SIDA.

Los zigomicetos pertenecen a la división *Zygomycota*, clase *Zygomycetes*, la cual está formada, según las últimas revisiones taxonómicas, por tres órdenes:

o Las infecciones por *Mucorales* reciben el nombre de *mucormicosis*, entre las que existen infecciones localizadas y diseminadas.

o Los *Entomophthorales* causan infecciones cutáneas y subcutáneas crónicas, que reciben el nombre de *entomoftoramicosis*.

o Los *Mortierellales* son patógenos animales, principalmente del ganado bovino, y hasta la fecha no existen casos confirmados de infección en humanos.

2.2 Infecciones de vías respiratorias bajas

Las infecciones del tracto respiratorio inferior se encuentran entre las enfermedades infecciosas más frecuentes y con mayores tasas de morbilidad y mortalidad. Los mecanismos por los cuales los microorganismos alcanzan el tracto respiratorio inferior son los siguientes:

- o La aspiración de microbiota residente en la orofaringe dentro del alvéolo pulmonar es el más frecuente, (neumonía por *S. pneumoniae*, neumonía nosocomial por bacilos y cocobacilos gramnegativos).

- o El segundo mecanismo en frecuencia es la inhalación de microorganismos aerosolizados (como ocurre en las denominadas neumonías atípicas: *Legionella* spp., *Chlamydia* spp., *M. pneumoniae*, *Coxiella burnetii*, *Rickettsia prowazekii*, *Francisella tularensis*, en la neumonía por *Aspergillus* spp. y por hongos dimórficos).

- o El tercer mecanismo, y menos frecuente, se produce por diseminación sanguínea desde un foco infeccioso distante (pacientes en hemodiálisis, usuarios de drogas por vía parenteral) o por translocación bacteriana a partir de la microbiota intestinal.

2.2.1 Bronquitis

La bronquitis, uno de los diagnósticos clínicos más frecuentes, consiste en la inflamación e hiperreactividad del epitelio ciliado que recubre el árbol bronquial, con la consiguiente obstrucción del flujo de aire, que se manifiesta clínicamente por dificultad respiratoria y tos acompañada o no de la producción de esputo. Con frecuencia se acompaña de fiebre y afecta a todos los grupos de edad. Por la duración de los síntomas (principalmente la tos) puede clasificarse en bronquitis aguda (varias semanas) y bronquitis crónica (episodios de tres meses de duración durante dos años consecutivos).
Ilustración recomendada:

http://www.nhlbi.nih.gov/health-spanish/health-topics/temas/brnchi/

En la bronquitis aguda,

- o La gran mayoría de los casos tiene una etiología vírica (influenza, parainfluenza, rinovirus, coronavirus y respiratorio sincicial) formando parte del cortejo sintomático del catarro común, y sólo una pequeña proporción tienen etiología bacteriana, que puede corresponder a una infección primaria o, más frecuentemente, secundaria a una infección vírica previa.

- o Entre los agentes bacterianos, *M. pneumoniae*, *Chlamydophila pneumoniae*, *Bordetella pertussis* y *Bordetella parapertussis* son los más frecuentemente implicados, y el cuadro clínico se caracteriza por tos persistente de curso más prolongado que en el caso de la infección vírica, que en ocasiones puede progresar al inicio de un cuadro asmático.

En la bronquitis crónica,

- o Los agentes respiratorios comunes, tales como *Haemophilus influenzae*, *S. pneumoniae* y *Moraxella catarrhalis,* adquieren el principal protagonismo al ser responsables de la mayoría de las exacerbaciones clínicas.

Reagudizaciones de procesos crónicos:

- o *Haemophilus influenzae, S. pneumoniae* y *Moraxella catarrhalis* son también los principales agentes etiológicos de las exacerbaciones agudas que se producen en los pacientes con enfermedad pulmonar obstructiva crónica (EPOC), de las bronquiectasias y en las primeras fases (durante la infancia) de la fibrosis quística.
- o La importancia de otros microorganismos en las reagudizaciones de la bronquitis es notablemente inferior, aunque pueden predominar *Pseudomonas aeruginosa* y las enterobacterias en las exacerbaciones de la bronquitis crónica avanzada.

El papel del laboratorio de microbiología en el diagnóstico de la bronquitis crónica es muy limitado, ya que ni el examen microscópico ni el cultivo del esputo permiten diferenciar la colonización de la infección del tracto respiratorio. No obstante, puede estar indicado el estudio microbiológico en las exacerbaciones de la bronquitis crónica en caso de fracaso del tratamiento empírico.

Bronquitis por *Bordetella pertussis* (tos ferina)

La bronquitis por *Bordetella pertussis,* diminuto cocobacilo gramnegativo muy lábil y de crecimiento difícil, se caracteriza por episodios de tos intensa, violenta y paroxística acompañada de jadeo inspiratorio característico, que con frecuencia finalizan en un vómito. La infección, endémica con ciclos regulares epidémicos, es fácilmente transmisible y de declaración obligatoria. Se presenta con más frecuencia en niños menores de 6 meses, no vacunados o parcialmente vacunados, entre los que se dan los casos más graves, pero también en pacientes adultos y adolescentes, incluso con inmunización previa, ya que la inmunidad postvacunal es limitada (menos de 12 años).

La cepa variante no toxigénica de *B. pertussis,* produce un cuadro clínico similar al de *B. pertussis,* no prevenible por la vacunación, y requiere un diagnóstico microbiológico diferencial. *Bordetella bronchiseptica,* endémica en algunos animales, puede producir infecciones respiratorias crónicas de difícil tratamiento en humanos, especialmente en pacientes inmunocomprometidos.

Bronquitis por *Mycoplasma pneumoniae*

M. pneumoniae es un patógeno de comportamiento extra e intracelular implicado en infecciones del tracto respiratorio adquiridas en la comunidad tanto en niños como en adultos. La presentación clínica primaria es la traqueobronquitis con fiebre y tos no productiva (en ocasiones con un cierto parecido a la de la tos ferina), acompañada por una variedad de manifestaciones del tracto respiratorio superior. Esta infección puede progresar a bronquiolitis, especialmente en los niños pequeños, y a neumonía en el 10%-15% de los casos, y en raras ocasiones acompañarse o seguirse de manifestaciones extrapulmonares importantes, principalmente neurológicas y cardíacas.

El microorganismo, que se caracteriza por la ausencia de pared celular, se adhiere selectivamente mediante adhesinas específicas a las células del epitelio ciliado bronquial en las que causa ciliostasis y destrucción celular y, por consiguiente, inflamación y pérdida del recubrimiento epitelial de la mucosa del tracto respiratorio, así como hiperreactividad de las vías aéreas que puede persistir durante semanas o meses, y que es característica de esta bacteria.

Merece mención especial la asociación de *M. pneumoniae* con el asma. Estudios controlados apoyan un papel emergente de *M. pneumoniae*, así como también de *C. pneumoniae*, en el asma crónico estable y en sus exacerbaciones agudas. Es conocida su capacidad para la inducción de secreción de mediadores proinflamatorios implicados en la patogenia del asma y de las exacerbaciones, incluida la respiración sibilante.

Bronquitis por *Chlamydophila*

Tres especies de clamidias pueden causar infección bronquial que, en ocasiones, puede progresar a neumonía:

- o *C. pneumoniae* es un patógeno muy ubicuo. Aunque su incidencia es menor en los niños pequeños, aumenta significativamente durante la edad escolar. Causa bronquitis aguda en niños y adultos, además de síntomas del tracto respiratorio superior, como faringitis, laringitis y sinusitis, aunque su mayor interés corresponde a un cuadro grave parecido a la tos ferina. Otra implicación importante de *C. pneumoniae* se debe a su asociación con la exacerbación aguda en la bronquitis crónica, asma y EPOC. En estos últimos pacientes, es característica la producción de tos persistente, acompañada o no de fiebre.

- o La infección por *C. psittaci,* de aparición esporádica, se asocia con la exposición a secreciones de pájaros infectados

- o *C. trachomatis* es causa de infección bronquial y neumonía en lactantes que adquieren la infección durante el nacimiento a partir de la madre infectada.

- o *Parachlamydia acanthamoebae* y *Simkania negevensis*, recientemente incluidas en el género *Chlamydophyla*, además de un cuadro respiratorio grave pueden causar manifestaciones extrapulmonares y secuelas neurológicas.

2.2.2 Bronquiolitis

La bronquiolitis es un síndrome agudo que afecta a los niños durante los dos primeros años de vida (mayor tasa de ataque entre 1 y 6 meses de edad) que se caracteriza por la inflamación del epitelio que reviste los pequeños bronquios y los bronquiolos.

A medida que la inflamación progresa, la infiltración peribronquiolar y el edema de la submucosa y la adventicia conducen a la necrosis y pérdida del epitelio bronquiolar y, en consecuencia, al estrechamiento y obstrucción de la luz de las vías aéreas. La progresión del proceso conduce a la neumonitis intersticial.

La etiología de la bronquiolitis es:

- Principalmente vírica (más frecuentemente por virus respiratorio sincicial, seguido por virus parainfluenza y metapneumovirus) como resultado de la progresión de una infección originada en las vías altas.

- En ocasiones puede producirse como resultado de una infección bronquial descendente, en particular por *M. pneumoniae*. *M. pneumoniae* es el causante de hasta el 5% de las bronquiolitis en los niños pequeños.

La presentación es estacional, con predominio invernal y al inicio de la primavera.

Las manifestaciones clínicas incluyen unos pródromos con síntomas de vías altas y un comienzo agudo con respiración sibilante, distensión torácica, tos, disnea, apnea y síndrome de dificultad respiratoria aguda. La mayoría de los niños requieren hospitalización.
Ilustración recomendada:

http://catalog.nucleusinc.com/enlargeexhibit.php?ID=71247&TC=&A=2

2.2.3 Neumonía aguda

La neumonía es un proceso caracterizado por la inflamación y consolidación de los pulmones, causado por infección o por irritantes. La neumonía aguda puede estar causada por una amplia gama de agentes microbianos.

Neumonía adquirida en la comunidad

La neumonía aguda adquirida en la comunidad (NAC) es una entidad clínica muy frecuente (en nuestro país 2-10 casos/1000 habitantes adultos/año) que conlleva una morbilidad (aproximadamente un 35% requieren hospitalización) y mortalidad importantes (menos del 5% a más del 30%). Las características del síndrome de neumonía aguda adquirida en la comunidad han cambiado con el curso de los años, presentando una mayor diversidad de la población afectada, con aumento de la edad de los afectados y del número de pacientes con enfermedades de base (diabetes, EPOC, bronquiectasias) o inmunodepresión (infección por el VIH, trasplantados). Además, ha cambiado también el espectro de los microorganismos potencialmente implicados. A continuación se detallan los principales síndromes clínicos y los agentes etiológicos bacterianos más frecuentes. Sin embargo, se ha de tener presente que aproximadamente en el 10% de los casos la etiología de la NAC puede ser mixta y que casi en el 40% de los pacientes se desconoce el agente causal.

<u>Neumonía por *Streptococcus pneumoniae*</u>

S. pneumoniae es el agente causal más frecuente de la NAC, con una prevalencia del 20%-65% y responsable de hasta el 35% de los casos de NAC que requieren hospitalización. Afecta a todos los grupos de edad, pero con mayor frecuencia a niños pequeños y ancianos. Es la primera causa de neumonía bacteriana en el paciente infectado por el VIH y su incidencia es mayor en los adultos con enfermedad broncopulmonar o inmunodeficiencia subyacentes.

La colonización de la orofaringe y tracto respiratorio superior por *S. pneumoniae* es frecuente en los adultos y muy frecuente en los niños, sobre todo durante los dos primeros años de vida. Su transmisión se realiza de persona a persona y la infección pulmonar se adquiere por microaspiración desde la orofaringe. Cuando a la colonización por neumococo se suman ciertos factores de riesgo como la alteración de los mecanismos defensivos del tracto respiratorio (alcoholismo, tabaquismo, infecciones víricas), ciertas inmunodeficiencias (linfoma, mieloma, infección por el VIH) y una enfermedad crónica subyacente (pulmonar, hepática, renal o diabetes) se favorece el desarrollo de la neumonía. Merece mencionarse la especial gravedad que adquiere la neumonía neumocócica en los pacientes esplenectomizados, con asplenia funcional o con respuesta anormal de inmunoglobulinas (mieloma, linfoma, infección por el VIH).

El cuadro clínico-radiológico de la neumonía por *S. pneumoniae* (se observa en 50% de los casos) representa el síndrome clásico de neumonía bacteriana: fiebre, tos productiva con esputos purulentos o herrumbrosos, dolor pleural, leucocitosis y a la exploración presencia de estertores crepitantes y, a veces, soplo tubárico. En la radiografía se observa la presencia de imágenes típicas de condensación lobar o segmentaria con broncograma aéreo.

<u>Neumonía por *Haemophilus influenzae*</u>

H. influenzae coloniza con frecuencia la orofaringe de las personas sanas, que adquieren y eliminan espontáneamente nuevas cepas y las transmiten a otras personas por las secreciones. La infección afecta preferentemente a pacientes adultos y ancianos con EPOC, así como a pacientes con SIDA, por lo que se incluye en las series de NAC categorizadas como graves, con una prevalencia del 3%-10%. Sin embargo, se desconoce su verdadera incidencia en los pacientes no hospitalizados, debido a que en la mayoría de éstos no se obtienen muestras de esputo, y a la dificultad de establecer la distinción entre colonización e infección. En los niños, la neumonía por H. influenzae se acompaña con frecuencia de otitis, epiglotitis y, en ocasiones, meningitis. El cuadro clínico es similar al de la neumonía neumocócica.

<u>Neumonía por *Legionella pneumophila*</u>

La neumonía por *L. pneumophila* se incluye dentro de las denominadas neumonías por patógenos bacteriano atípicos, junto con *M. pneumoniae* y *C. pneumoniae*.

De las más de 40 especies de *Legionella*, *L. pneumophila* (principalmente los serogrupos 1, 4 y 6) es responsable de más del 90% de las infecciones causadas por este grupo de organismos. *L. pneumophila*, de amplia distribución en la naturaleza, tiene su hábitat natural en las aguas ambientales, industriales y domésticas (grifos, duchas, acondicionadores de aire), en las que, normalmente, se encuentra en número reducido. Resistente a la acción de la cloración puede sobrevivir y multiplicarse hasta números elevados. La transmisión al hombre se produce por inhalación directa, aspiración o instilación en el tracto respiratorio de líquidos contaminados. La neumonía puede aparecer en casos esporádicos o en brotes epidémicos y su prevalencia varía mucho según las áreas geográficas (en general del 2%-10%). Afecta a los principalmente a adultos varones y, como patógeno intracelular, son factores predisponentes todas las situaciones de déficit de la inmunidad celular (tabaquismo, alcoholismo, bronquitis crónica, tratamiento con corticosteroides), así como la inmunodepresión del transplantado.

Las manifestaciones clínicas de la neumonía por *L. pneumophila* son indistinguibles de las de las neumonías de otra etiología. Con frecuencia, se presenta de forma parecida a la neumonía neumocócica grave, requiriendo hospitalización. En otras ocasiones, la presentación corresponde a un cuadro más leve que recuerda a la neumonía "atípica".

El diagnóstico diferencial puede presentar dificultades. Aparte de la existencia de un brote conocido, pueden ser de utilidad la presencia de datos tales como cefalea intensa, anomalías gastrointestinales y neurológicas, necesidad de atención en unidad de cuidados intensivos, elevación de la creatinina y de las enzimas hepáticas, hiponatremia y falta de respuesta al tratamiento con antibióticos betalactámicos.

Neumonía por *Mycoplasma pneumoniae*

M. pneumoniae es un agente etiológico importante de la NAC. Su incidencia (globalmente más del 20% de los pacientes con NAC y el segundo agente etiológico después de *S. pneumoniae*) presenta amplias variaciones según las áreas geográficas, los períodos en que se producen brotes epidémicos y las poblaciones que residen en instituciones cerradas. De forma clásica, se ha descrito una mayor preferencia de presentación en los niños en edad escolar (5-15 años) y en los adultos jóvenes, siendo muy infrecuente en niños menores de 5 años. Sin embargo, estudios de los últimos años han puesto de manifiesto que la neumonía por *M. pneumoniae* tiene una presentación endémica y epidémica significativa en los niños menores de 5 años y en los ancianos, aunque el síndrome más típico en los niños pequeños siga siendo la traqueobronquitis.

Generalmente, el curso clínico de la neumonía por *M. pneumoniae* suele ser benigno ("neumonía ambulatoria") e incluso asintomático. No obstante, cerca de un 3-4% de los pacientes requieren hospitalización, especialmente los ancianos, y en raras ocasiones se presenta como NAC de carácter grave, dándose casos, aunque muy infrecuentes, en los que cursa con síndrome de insuficiencia respiratoria aguda.

El cuadro clínico corresponde al "síndrome de neumonía atípica" en el que además de *M. pneumoniae* se incluyen las neumonías causadas por *C. pneumoniae*, en ocasiones *L. pneumophila*, y las relacionadas con zoonosis producidas por *C. psittaci* y *C. burnetii*, así como algunos virus respiratorios y caracterizado por inicio subagudo, tos seca, predominio de manifestaciones extrapulmonares (artromialgias) sobre las respiratorias, imágenes radiológicas de infiltrados nodulares con distribución peribronquial y típica disociación clínico-radiológica. De especial relevancia son las manifestaciones extrapulmonares que se producen en la infección por *M. pneumoniae*, tanto por su variedad (neurológica, cardíaca, cutánea, hematológica), como por su gravedad, que en ocasiones sobrepasan en importancia al cuadro respiratorio.

Neumonía por *Chlamydophila pneumoniae* y otras clamidias

Las dos especies del nuevo género *Chlamydophila* compuesto por *C. pneumoniae* y *C. psittaci*, así como la especie *Chlamydia trachomatis*, son agentes etiológicos de la NAC, aunque, como ha quedado expuesto en el apartado correspondiente a la bronquitis, dentro de contextos epidemiológicos distintos: *C. trachomatis*, en lactantes que adquieren la infección durante el nacimiento y *C. psittaci*, por exposición a secreciones de pájaros infectados.

Las especies de la familia *Chlamydiaceae* son microorganismos intracelulares obligados. Presentan preferencia por las células epiteliales, los macrófagos y las células mononucleares. Su efecto citopático consiste en disfunción ciliar y daño en el epitelio bronquial.

Merecen mención aparte las dos especies del grupo "nuevas clamidias", *Parachlamydia acanthamoebae* y *Simkania negevensis*, recientemente reconocidas como patógenos respiratorios emergentes, y se engloban bajo el término "clamidias resistentes a amebas" por su capacidad de infectar y sobrevivir dentro de las amebas, que utilizan como reservorio ambiental.

P. acanthamoebae coloniza las mucosas nasal y faríngea de los individuos sanos y ha sido implicada como agente causal de casos de bronquitis, neumonía adquirida en la comunidad y neumonía por aspiración en pacientes inmunocomprometidos, por lo que se comporta como un patógeno oportunista.

S. negevensis, se encuentra ampliamente distribuida, como lo demuestra la elevada seroprevalencia y su detección por PCR, pero además se ha asociado con bronquiolitis en lactantes, infección crónica del tracto respiratorio inferior en adultos, exacerbaciones del EPOC y neumonía, además de haberse detectado por PCR en biopsias arteriales.

Neumonía por *Moraxella catarrhalis*

M. catarrhalis es un colonizador frecuente del tracto respiratorio superior de niños y adultos sanos y de forma especial en los adultos con EPOC. Se le asocia con cuadros de sinusitis y otitis media en los niños. Como agente etiológico de la NAC, *M. catarrhalis* da cuenta del 10% de los casos en las personas ancianas, sobre todo en las que sufren enfermedades subyacentes, en especial la EPOC, insuficiencia cardiaca congestiva, diabetes mellitus y otras enfermedades crónicas.

Neumonía por *Enterobacteriaceae*

Las enterobacterias forman parte de la microbiota normal gastrointestinal. Cuando en las células del huésped ocurre una alteración de los puntos de unión para los bacilos gramnegativos, se produce un aumento en la colonización orofaríngea por estas bacterias que, fundamentalmente, por aspiración alcanzan el parénquima pulmonar y dan lugar a la neumonía. Aunque el aumento de la colonización por bacilos gramnegativos es más frecuente en los pacientes hospitalizados y la neumonía por enterobacterias es, en general, nosocomial, las enterobacterias también son causa de NAC en un grupo restringido de pacientes no hospitalizados, si bien en una proporción mucho más reducida (<5%). Los pacientes con inmunodepresión, enfermedades debilitantes crónicas, como la diabetes, y EPOC, hospitalización previa o tratamiento antimicrobiano tienen un riesgo mayor de padecer neumonía por enterobacterias.

Las neumonías causadas por *Escherichia coli* y *K. pneumoniae* tienden a la formación de empiema, abscesos y adherencias pleurales y se acompañan de una elevada tasa de mortalidad. Otras especies de enterobacterias asociadas a neumonía en estos pacientes incluyen *Enterobacter* spp., *Hafnia* spp., y *Citrobacter* spp.

Neumonía por *Pseudomonas* y otros bacilos gramnegativos no fermentadores

P. aeruginosa, es una bacteria muy ubicua y forma parte de la microbiota normal de las personas sanas. Los pacientes con inmunodepresión, alteración de los mecanismos respiratorios (enfermedad pulmonar crónica, insuficiencia cardíaca congestiva, bronquiectasias, fibrosis quística) y hospitalización previa son especialmente susceptibles a la neumonía por *P. aeruginosa*. La vía de adquisición se produce por la aspiración del microorganismo que coloniza en altas tasas la faringe y el tracto respiratorio superior. *P. aeruginosa*, tiene resistencia intrínseca a muchos agentes antimicrobianos y es el principal agente etiológico bacteriano multirresistente de la neumonía nosocomial.

Acinetobacter spp. se encuentra distribuido de forma ubicua en multitud de fuentes ambientales y también coloniza heces, piel y esputos de las personas sanas fuera del medio hospitalario. Sin embargo, *Acinetobacter* spp. es causa de neumonía comunitaria en pacientes con inmunosupresión.

Neumonía por aspiración

Se denomina neumonía aspirativa a la producida por la aspiración de secreciones orofaríngeas o de material contaminado procedente del tracto digestivo. La aspiración de secreciones contaminadas es frecuente durante el sueño, pero en condiciones normales estas secreciones son eficazmente eliminadas por los mecanismos defensivos del huésped (tos, la acción del epitelio ciliar y los macrófagos alveolares). Cuando estos mecanismos están alterados (alteración de la consciencia, de la deglución y boca séptica), la aspiración es de gran volumen o contiene un alto inóculo bacteriano, se desarrolla la infección pulmonar.
Ilustración recomendada:

http://catalog.nucleusinc.com/enlargeexhibit.php?ID=12758&TC=&A=2

La neumonía por aspiración puede representar hasta el 10-15% de los casos de NAC. Presenta dificultades para el diagnóstico clínico, cuyas únicas claves son la presencia de infiltrado pulmonar en una zona declive en un paciente con factores de riesgo de aspiración o boca séptica, y rara vez se confirma bacteriológicamente. En ocasiones, evoluciona de forma grave hacia la necrosis y el absceso pulmonar.

La etiología suele ser polimicrobiana. Cuando en un paciente no hospitalizado se produce una aspiración, las bacterias anaerobias (*Fusobacterium* spp., *Bacteroides* spp., *Prevotella* spp., *Peptostreptococcus* spp., etc) y los estreptococos microaerofílicos de la orofaringe son los microorganismos predominantes. En los pacientes hospitalizados, además de los microorganismos anteriores se incluyen también patógenos nosocomiales, como *S. aureus* (2-33%) y bacilos gramnegativos. Una higiene oral deficiente es un factor de riesgo, en el que la placa dental actúa como un reservorio.

Neumonías en situaciones especiales

Se incluyen aquí las neumonías producidas por microorganismos poco frecuentes adquiridas por inhalación, muy infecciosas, y que son responsables de numerosas infecciones adquiridas en el laboratorio.

En el curso de los cuadros clínicos causados por *Rickettsia prowazekii* (tifus epidémico) y *C. burnetii* (fiebre Q) en ocasiones se produce infección pulmonar. Los microorganismos del orden *Rickettsiales* presentan una especial peligrosidad en su manejo y son una importante causa de infecciones adquiridas en el laboratorio. *C. burnetii*, resiste la desecación y la inactivación química, por lo que no puede ser inactivada por los desinfectantes habituales.

La infección pulmonar por *F. tularensis* es la forma clínica más aguda de la tularemia. Se produce por inhalación de un aerosol infeccioso (lo más frecuente) o por diseminación del microorganismo desde las formas ulceroglandular, glandular u orofaríngea de la enfermedad. La inhalación de *F. tularensis* se produce principalmente durante las actividades en granjas en las que residen roedores infectados. Aunque la tularemia tiene una distribución preferente en el hemisferio norte (Escandinavia, América del Norte, Japón y Rusia), también se han descrito casos en Suiza, Turquía, Yugoslavia y España. *F. tularensis* es un agente extremadamente infeccioso y el tercer agente causal más frecuente de las infecciones adquiridas en el laboratorio.

Neumonía en el paciente inmunodeprimido

En los pacientes inmunodeprimidos la infección pulmonar tiene, además de una elevada frecuencia, una morbilidad y mortalidad importantes, por lo que el diagnóstico microbiológico adquiere una gran relevancia en estos síndromes por la necesidad de la instauración precoz del tratamiento antimicrobiano adecuado.

Las diferentes alteraciones de los mecanismos de defensa inmunitaria permiten clasificar a los pacientes inmunodeprimidos en tres grandes grupos, cada uno de los cuales tiene una etiología bacteriana más probable:

o Pacientes en los que predomina un deterioro en el número y función de los granulocitos (pacientes en tratamiento con citotóxicos, pacientes en las 3-4 semanas postrasplante de médula ósea) expuestos con mayor probabilidad a infecciones bacterianas piógenas como *P. aeruginosa*, *Klebsiella pneumoniae*, enterobacterias, *Acinetobacter* spp., *Stenotrophomonas maltophilia*, *S. pneumoniae*, *S. aureus*, así como también *Candida* spp. y hongos filamentosos.

o Pacientes con deterioro inmunocelular (trasplante de órganos sólidos y médula ósea, infección por el VIH, tratamiento con corticoides y fármacos inmunosupresores, enfermedades hematológicas, radioterapia, enfermedad injerto contra huésped), sujetos a infecciones por bacterias como *Legionella* spp., *Nocardia* spp., *Listeria monocytogenes*, *Salmonella* spp., *Rhodococcus equi*, micobacterias y hongos productores de micosis invasoras como *Pneumocystis jiroveci* (distribución mundial) e *Histoplasma capsulatum* (en América y África, y casos importados).

o Pacientes con deterioro de la inmunidad humoral (pacientes con mieloma, asplenia, hipogammaglobulinemia, corticoides, quimioterapia, trasplante de médula ósea, leucemia linfática, linfoma no Hodgkin) especialmente predispuestos a infecciones por bacterias encapsuladas, como *S. pneumoniae*, *H. influenzae* y *Neisseria meningitidis*. *S. maltophilia* coloniza frecuentemente el tracto respiratorio de estos pacientes y su transmisión puede realizarse desde fuentes ambientales, soluciones farmacológicas, agua de las instalaciones hospitalarias o a través de las manos del personal sanitario. La neumonía por *S. maltophilia* se asocia con una elevada tasa de mortalidad.

La incidencia de la neumonía, adquirida tanto en el medio hospitalario como en la comunidad, depende del déficit inmunológico subyacente. Igualmente, la mortalidad por neumonía en los pacientes inmunodeprimidos es muy elevada (superior al 50%) y de forma especial en los pacientes infectados por el VIH (85%).

2.2.4 *Neumonía nosocomial*

Se define como neumonía nosocomial a aquella que se presenta después de las 48 horas del ingreso hospitalario. Es la segunda causa más frecuente de infección adquirida en el hospital y la principal causa de mortalidad por infección nosocomial. Su incidencia depende de varios factores, pero globalmente se estiman tasas del 10-20% en los pacientes sin ventilación mecánica y tasas 20 veces más altas en los pacientes con tubo endotraqueal.

La neumonía nosocomial se produce generalmente por microaspiración de las secreciones orofaríngeas o gástricas contaminadas con microbiota colonizante (generalmente modificada por sobrecrecimiento o tratamiento antibiótico previo prolongado), por aspiración de un gran inóculo de microorganismos y por alteración o abolición de los mecanismos de defensa del tracto respiratorio de tipo mecánico (epitelio ciliado y moco), humoral (anticuerpos) y celular (polimorfonucleares, macrófagos y linfocitos y sus respectivas citocinas).

Neumonía en el paciente sin ventilación mecánica

El paso previo a la infección es la colonización de la orofaringe (por vía exógena o por vía retrógrada gástrica) por una gran concentración de bacilos gramnegativos. Este proceso se produce durante la hospitalización prolongada y afecta hasta un 60% de los pacientes.

La orofaringe está normalmente recubierta de fibronectina, que proporciona a las bacterias grampositivas una superficie de adhesión a la mucosa. Los enfermos críticos presentan un aumento de los valores de proteasa que, a su vez, produce una disminución de la inmunoglobulina A de la mucosa y de la fibronectina. Se impide así, la adherencia de las bacterias grampositivas a la mucosa y se favorece la adherencia de bacterias gramnegativas, a lo que se añade el efecto de selección bacteriana producido por el tratamiento antibiótico. Así, *P. aeruginosa*, que coloniza en tasas bajas la piel y las mucosas nasal y faríngea de las personas sanas, en los pacientes hospitalizados adquiere una tasa de colonización superior al 50%, especialmente tras la administración de tratamiento antimicrobiano prolongado. Otro tanto ocurre con *Acinetobacter* spp., que además también coloniza con frecuencia y persistencia al personal hospitalario.

En el desarrollo de la neumonía nosocomial, además del papel crítico que supone la modificación iatrogénica de la microbiota orofaríngea por el empleo prolongado de antibióticos, se produce una inmunosupresión temporal o parálisis inmunitaria de mecanismo no bien conocido.

Son factores de riesgo para la adquisición de neumonía nosocomial la inmunosupresión, enfermedades subyacentes, enfermedad cardiopulmonar, diabetes, EPOC, cirugía previa, tratamiento antibiótico previo, pérdida de consciencia, sedación y empleo de todos los agentes que conlleven una disminución de la eficacia de la tos, como sedantes, analgésicos y anticolinérgicos. El curso puede ser fulminante o indolente y tiene una mortalidad aproximada del 18%.

En relación con el momento de presentación,

- o En la neumonía nosocomial de aparición precoz (menos de 5 días), el espectro de los microorganismos corresponde a patógenos prevalentes en la comunidad e integrantes de la propia microbiota del paciente, como *S. pneumoniae*, *H. influenzae*, *E. coli* y otros bacilos gramnegativos entéricos sensibles o poco resistentes a los antibióticos y *S. aureus* sensible a meticilina.

- o La neumonía nosocomial de aparición tardía tienen más probabilidad de estar causadas por microorganismos multirresistentes (*P. aeruginosa*, *Acinetobacter* spp., enterobacterias resistentes y *S. aureus* resistente a la meticilina. Así, los pacientes con coma, traumatismo, diabetes e insuficiencia renal están predispuestos a padecer neumonía nosocomial por *S. aureus* (2-33% de los casos) que tiende a progresar a cavitación y a la formación de abscesos pulmonares y empiema pleural. Los pacientes con larga estancia en UCI, tratamiento antimicrobiano prolongado o enfermedad pulmonar de base presentan mayor riesgo de padecer neumonía por *Pseudomonas*. Los pacientes inmunodeprimidos tienen predisposición a padecer neumonía por

Candida spp. y *L. pneumophila*. Este último agente puede aparecer en brotes hospitalarios a partir de instalaciones de agua contaminadas.

Neumonía en el paciente con ventilación mecánica

Video recomendado:

http://catalog.nucleusinc.com/generateexhibit.php?ID=70896&ExhibitKeywordsRaw=&TL=&A=2

La neumonía constituye la primera causa de infección en el paciente con ventilación mecánica y lleva asociada unas tasas de morbilidad y mortalidad muy elevadas, por lo que la información microbiológica es esencial para instaurar a la mayor brevedad un tratamiento antibiótico apropiado.

En los pacientes intubados el riesgo de desarrollar neumonía es entre 6 y 21 veces mayor que en los no intubados y aumenta en 1-3% por cada día de ventilación mecánica. Según los datos recogidos en nuestro país por el Estudio Nacional de Vigilancia de la Infección Nosocomial en UCI (ENVIN-UCI) durante el año 2010, la neumonía asociada a ventilación mecánica (NAV) representó el 41.8% de las infecciones adquiridas en la UCI. Los datos arrojan una tasa de densidad de incidencia de 11,5 episodios de NAV por 1.000 días de ventilación mecánica y de 10,9 episodios por cada 100 pacientes con ventilación mecánica.

Los criterios clínicos de sospecha de NAV se basan en la presencia (48-72 horas después de iniciar la ventilación mecánica) de infiltrados pulmonares asociados con fiebre o hipotermia, leucocitosis o leucopenia y secreciones traqueobronquiales purulentas. Otros signos que se incluyen son hipoxemia, aumento de leucocitos inmaduros (más de 10% de cayados), persistencia y/o extensión del infiltrado pulmonar y/o evolución rápida del infiltrado hacia la cavitación.

En estos pacientes el tubo endotraqueal favorece la abolición de las barreras mecánicas de las vías aéreas del tracto respiratorio superior (la glotis, el reflejo de la tos y el lavado mucociliar), mantiene abierta la glotis facilitando el paso directo de las secreciones orofaríngeas hacia la vía aérea distal y, además, debido al biofilm que le recubre, se comporta como un reservorio bacteriano.

- o La principal vía de infección se produce a partir de la superficie externa del tubo endotraqueal que, por una presión inadecuada del balón de aislamiento de la vía aérea, permite que se produzcan aspiraciones repetidas de las secreciones orofaríngeas, con su correspondiente microbiota bacteriana endógena.

○ La segunda vía es la inhalatoria o exógena, en la que la infección pulmonar se produce por inhalación directa por la luz del tubo endotraqueal a partir de reservorios externos (respiradores, aerosoles, humidificadores), por manipulaciones (aspiración de secreciones) y por técnicas invasivas (la propia intubación, fibrobroncoscopia).

○ Otra posible vía de infección, más rara (en pacientes inmunológicos, oncológicos y grandes quemados), se realizaría por translocación bacteriana mediante el paso de los microorganismos a través de la mucosa intestinal (facilitado por la isquemia, malnutrición y los traumatismos) y la formación de bacteriemias que dan lugar a la colonización bacteriana del pulmón.

○ En ocasiones, la contaminación bacteriana del aire y agua de las instalaciones hospitalarias puede llevar a originar casos esporádicos o brotes epidémicos de neumonía por *Aspergillus* y *Legionella* spp., respectivamente. Curiosamente la NAV por *Legionella* spp. es muy infrecuente, quizás debido a que los pacientes con ventilación mecánica están protegidos a la exposición al agua contaminada.

Entre los factores de riesgo para adquirir la NAV, además de todas las situaciones que disminuyan las defensas del tracto respiratorio y favorezcan la aspiración de secreciones, destacan la duración prolongada de la ventilación, la edad, enfermedad pulmonar crónica, situación de gravedad, traumatismo craneal, profilaxis con antiácidos o anti-H_2, sondaje nasogástrico y la reintubación.

En cuanto a los agentes etiológicos,

○ En las NAV de presentación precoz (primeros 5-7 días de estancia hospitalaria) que se producen en pacientes sin tratamiento antibiótico previo ni enfermedad crónica de base (pacientes con traumatismos, neurológicos, cirugía programada) los agentes etiológicos pertenecen a bacterias de la microbiota endógena primaria, del propio paciente, con predominio de *S. aureus* (meticilina sensible), *S. pneumoniae*, *H. influenzae* y enterobacterias.

○ En cambio, en las NAV tardías (después de 5-7 días de ventilación) y en los pacientes con ingreso anterior, enfermedades crónicas, tratamiento antibiótico previo, los agentes causantes forman parte de la microbiota endógena secundaria del paciente, en este caso, las bacterias adquiridas en el medio hospitalario y prevalentes en la unidad donde esté ingresado, con predominio de *P. aeruginosa, Acinetobacter baumannii, S. maltophilia*, enterobacterias con frecuencia multirresistentes y *S. aureus* (frecuentemente resistente a meticilina). En las unidades de cuidados intensivos la transmisión de *Acinetobacter* spp. puede estar particularmente asociada al equipo de ventilación, a los guantes y al personal de enfermería colonizado. En aproximadamente el 25% de los casos la etiología puede ser polimicrobiana. Además, el 15-30% de las NAV son recurrentes, como en el caso concreto de la NAV por *P. aeruginosa* cuya recurrencia puede ser hasta del 50%. *M. pneumoniae* y *C. pneumoniae* también han sido implicados como causa de NAV pero, al no ser estudiados sistemáticamente, su papel es desconocido.

2.2.5 Colonización-infección respiratoria crónica

En el contexto fisiopatológico determinado por ciertas enfermedades respiratorias crónicas de base, entre ellas el EPOC, las bronquiectasias crónicas y, particularmente, la fibrosis quística, surge una entidad infecciosa con características clínicas y microbiológicas claramente distintivas definida como colonización-infección respiratoria crónica.

Se trata de una colonización con efectos patogénicos. Estos efectos patogénicos se deben originar por:

- La reducción física que la enorme masa bacteriana (más de 10^{10} células por gramo de tejido) produce en el acceso del oxígeno a los alvéolos pulmonares;

- La reducción a nivel de la mucosa bronquial del agua, oxígeno y nutrientes orgánicos e inorgánicos que se requieren competitivamente por los procesos metabólicos y de crecimiento bacteriano;

- La liberación durante los procesos catabólicos y de autolisis de la masa bacteriana, de moléculas con potenciales efectos bioactivos sobre el huésped e inductoras de procesos proinflamatorios locales.

- Las altas densidades de colonización bacteriana facilitan la aparición de variantes bacterianas con alta resistencia a los antimicrobianos y quizás, también, de variantes con hiperexpresión de mecanismos de virulencia capaces de producir efectos patogénicos activos.

En términos generales, el deterioro progresivo de la función pulmonar y, por tanto, de la calidad de vida de los pacientes afectados es frecuentemente consecuencia de una colonización broncopulmonar persistente basal acompañada de frecuentes exacerbaciones agudas provocadas, generalmente, por el sobrecrecimiento por encima de un cierto umbral del propio microorganismo colonizante.

La erradicación del microorganismo una vez establecida la colonización-infección crónica es muchas veces inalcanzable y por tanto los objetivos terapéuticos están destinados a mantener una carga microbiana basal lo más baja posible y a reducir rápidamente el inóculo bacteriano en las exacerbaciones. Por ello, desde el punto de vista del seguimiento microbiológico de estos pacientes adquieren especial relevancia los parámetros cuantitativos (carga bacteriana) además de los puramente cualitativos (diagnóstico etiológico).

Neumonía crónica

La neumonía crónica es un proceso inflamatorio del parénquima pulmonar que persiste durante semanas o meses acompañado de imágenes radiográficas anormales y síntomas pulmonares crónicos o progresivos. La causa puede ser infecciosa o no infecciosa. La neumonía crónica afecta a personas débiles de edad avanzada y de forma especial a personas con inmunodepresión, SIDA, pacientes hospitalizados y personas con enfermedades debilitantes (alcoholismo, diabetes, EPOC).

La neumonía crónica puede deberse a patógenos que típicamente causan neumonía aguda pero que puede persistir más allá del cuadro agudo (microorganismos anaerobios, *S. aureus*, *H. influenzae*, enterobacterias y *P. aeruginosa*) y a agentes infecciosos que típicamente causan neumonía crónica entre los que se incluyen bacterias oportunistas, como *Nocardia* spp., *Rhodococcus equi*, *Burkholderia pseudomallei*, *Actinomyces* spp., *P. aeruginosa*, *Enterobacteriaceae*, así como otras bacterias aerobias y anaerobias.

Neumonía por *Nocardia* spp

Las bacterias del género *Nocardia*, perteneciente a los actinomicetos aerobios, se encuentran ubicuamente distribuidas en la naturaleza, suelo y materia orgánica y en el hombre causan una amplia variedad de enfermedades conocidas como nocardiosis, que afectan tanto a individuos inmunocompetentes como inmunocoprometidos. Dada su ubicuidad, *Nocardia* puede colonizar de forma saprofita la piel y el tracto respiratorio superior, por lo que su aislamiento en esputo no siempre indica infección. Estudios experimentales han demostrado que los aislados clínicos de *N. asteroides* son más patógenos que los aislados ambientales. Esta diferencia se ha atribuido a la mayor presencia de ácidos micólicos de cadena larga en la pared celular de las cepas clínicas. El principal determinante de patogenicidad *de Nocardia* spp. es su resistencia a la fagocitosis por inhibición de la inducción fagosoma-lisosoma y por la inhibición de la acidificación del fagosoma.

La infección pulmonar es la forma clínica más frecuente de la nocardiosis y se produce por inhalación de las esporas o micelios. Afecta de forma predominante a los pacientes con inmunosupresión sistémica (linfoma, receptores de transplantes renales, cardíacos y de hígado), enfermedad pulmonar crónica (EPOC, enfisema, bronquitis crónica, bronquiectasias), lupus eritematoso y a los individuos con SIDA. Son factores de riesgo importantes para el desarrollo de la infección los tratamientos previos prolongados con corticosteroides o citotóxicos. No obstante, la neumonía por *Nocardia* spp. puede presentarse también en pacientes sin enfermedad concurrente ni tratamiento inmunosupresor.

N. asteroides complex es la especie que se aísla con más frecuencia (80%) e incluye 6 tipos diferentes de patrones de sensibilidad a los antibióticos. Las manifestaciones clínicas son indistinguibles de las que presentan neumonías de otras etiologías. En cambio, los hallazgos radiográficos pueden ser muy variables. El curso de la infección, crónico e indolente en los pacientes inmunocompetentes, es con frecuencia progresivo, rápido, diseminado y grave en los inmunodeprimidos. El proceso patológico de la infección por *Nocardia* se caracteriza por su tendencia a la formación de abscesos pulmonares necrosantes poco localizados y cavitados, así como por su tendencia a la diseminación por tejidos adyacentes (pleura, mediastino) o a distancia (piel, cerebro). También es característica la formación de granulomas. Las complicaciones, que incluyen empiema, pleuritis, mediastinitis, pericarditis y síndrome de la vena cava superior, requieren a veces la intervención quirúrgica para su resolución.

Neumonía por *Rhodococcus equi*

Las especies del género *Rhodococcus* se encuentran ampliamente distribuidas en el medio ambiente (principalmente estiércol de las caballerizas). Dentro del género *Rhodococcus*, *R. equi* es un patógeno importante para el ganado y es la especie con mayor significación clínica en el hombre. Las infecciones por *R. equi* se producen predominantemente en pacientes con inmunosupresión importante (hematológicos, neoplasias, transplantados) en tratamiento con quimioterapia o corticosteroides y, en particular, en los pacientes infectados por el VIH. También se han descrito casos en pacientes inmunocompetentes.

La infección pulmonar primaria por *R. equi* tiene carácter invasivo y corresponde a cuadros de neumonía, absceso pulmonar con tendencia a la cavitación (más del 50% de los casos) y derrame pleural (20%). La neumonía es la forma clínica más frecuente (más del 70%). La adquisición se produce por inhalación del microorganismo. El cuadro clínico es poco específico, por lo que el diagnóstico de la infección puede llevar tiempo y necesitar de procedimientos invasivos como la broncoscopia o la biopsia pulmonar, y tiende a ser crónico y progresivo. En algunos casos se acompaña de bacteriemia.

Neumonía por *Burkholderia pseudomallei*

B. pseudomallei es una de las tres especies del género *Burkholderia* patógenas para el hombre. Está presente en el suelo y en aguas superficiales de las regiones donde es endémico. Las regiones endémicas se localizan en el sureste asiático (Tailandia, Malasia, China, Taiwan y Vietnam), India y norte de Australia. Infecta a animales y humanos principalmente mediante inoculación por vía percutánea, aunque también por inhalación o ingestión.

B. pseudomallei es el agente causal de la denominada melioidosis, enfermedad de gran diversidad clínica que abarca un espectro de cuadros clínicos que va desde la infección asintomática (la mayoría de los casos) hasta el shock séptico fulminante e incluye formas clínicas tan diversas como úlceras cutáneas, abscesos con tendencia a la cavitación, de localización pulmonar o en otros órganos. La melioidosis puede permanecer como infección latente durante décadas desde la infección inicial y después reactivarse a enfermedad sintomática. La neumonía, que es la presentación clínica más frecuente (50% de los casos), puede presentar un cuadro agudo fulminante o un cuadro crónico (más de dos años) de fiebre, tos productiva, hemoptisis, pérdida de peso, consolidación pulmonar discreta pero progresiva, infiltrados con o sin cavitación y escasa mortalidad, que se parece a la tuberculosis incluso en la tendencia a la reactivación. El interés por la neumonía crónica por *B. pseudomallei* en nuestro medio radica en la posibilidad de adquisición de la enfermedad en los viajes a zonas endémicas de melioidosis. Los factores de riesgo más importantes para adquirir la melioidosis son la diabetes, alcoholismo y enfermedad renal crónica. Otros factores incluyen enfermedad pulmonar crónica, fibrosis quística, neoplasias, tratamiento con corticosteroides y tuberculosis.

Neumonía por *Propionibacterium propionicum*

P. propionicum forma parte de la microbiota endógena de la boca. Morfológicamente es indistinguible de *Actinomyces israelii*. El microorganismo alcanza el pulmón por medio de la aspiración de secreciones orofaríngeas y produce un proceso infeccioso de curso indolente que afecta al parénquima pulmonar y al espacio pleural. *P. propionicum* se ha asociado con casos de actinomicosis con formación de abscesos pulmonares con o sin empiema torácico.

Enfermedad pulmonar obstructiva crónica (EPOC)

La EPOC es sin duda una de las enfermedades más prevalentes en los países desarrollados, mostrando además una clara tendencia ascendente que la situará como la tercera causa de muerte en el mundo en 2020. En España la prevalencia de esta enfermedad se sitúa en torno al 9% en adultos con edades comprendidas entre los 40 y los 70 años. Esta patología se define por la presencia de una limitación del flujo aéreo irreversible que es frecuentemente progresiva y está asociada con una respuesta inflamatoria anormal de los pulmones a partículas y gases nocivos.

Los pacientes con EPOC frecuentemente presentan colonización bacteriana en las vías respiratorias bajas, hecho que se asocia con una elevación significativa de los marcadores inflamatorios. El curso de esta enfermedad se caracteriza por presentar exacerbaciones agudas intermitentes de los síntomas, responsables de gran parte de la morbilidad y mortalidad asociada a esta patología. Aproximadamente la mitad de estas exacerbaciones se producen por infección bacteriana, siendo *H. influenzae* el principal patógeno implicado, seguido de lejos por *M. catarrhalis* y *S. pneumoniae*. No obstante, en los últimos años la infección por *P. aeruginosa* empieza a ocupar un papel relevante como marcador de gravedad, asociándose con una intensa inflamación de las vías respiratorias.

Ilustraciones recomendadas:

http://www.nhlbi.nih.gov/health-spanish/health-topics/temas/copd/
http://sp.depositphotos.com/7905114/stock-illustration-Chronic-obstructive-pulmonary-disease.html?sqc=12&sqm=15&sq=query%3Dalveoli

Bronquiectasias

Las bronquiectasias se definen como una dilatación anormal e irreversible de uno o más bronquios. La causa desencadenante es frecuentemente desconocida aunque muchas veces se puede atribuir a infecciones respiratorias graves en la infancia, a la inhalación de sustancias tóxicas, deficiencia humoral de anticuerpos, disfunción mucociliar, fibrosis quística o enfermedad broncopulmonar alérgica. Al contrario que en la EPOC, esta patología respiratoria crónica no está generalmente ligada al consumo de tabaco y ocurre más frecuentemente en mujeres. Como ocurre en los pacientes con fibrosis quística, las alteraciones anatómicas y fisiológicas de las vías respiratorias predisponen a los pacientes con bronquiectasias a la colonización-infección crónica por diversos microorganismos, y es ésta una de las principales causas de morbilidad y mortalidad de estos pacientes.

Ilustración recomendada:

http://www.nhlbi.nih.gov/health/health-topics/topics/brn/

La producción crónica de secreciones respiratorias purulentas, fiebre recurrente y hemoptisis son manifestaciones típicas de la colonización-infección crónica en los pacientes con bronquiectasias. *P. aeruginosa* es uno de los microorganismos más frecuentemente implicados, asociándose además con una mayor gravedad y un deterioro más rápido de la función pulmonar. *H. influenzae* y *S. pneumoniae* se aíslan también con relativa frecuencia de las secreciones respiratorias de los pacientes con bronquiectasias, mientras que la colonización-infección por *S. aureus* es rara salvo en las bronquiectasias ligadas a la fibrosis quística.

Una característica común a todas las infecciones respiratorias crónicas por *P. aeruginosa,* al contrario de lo que ocurre en las infecciones agudas, es la alta prevalencia de cepas hipermutadoras. Estas cepas presentan una frecuencia de mutación espontánea hasta 1000 veces más de lo normal y se documenta una firme asociación entre la presencia de estas cepas y la resistencia a múltiples antibióticos.

2.2.6 Absceso pulmonar

El absceso pulmonar se produce como consecuencia de la necrosis del parénquima pulmonar causada por una infección microbiana. La necrosis pulmonar, a su vez, evoluciona a una o más cavidades que con frecuencia se comunican con el bronquio, produciendo imágenes características con nivel hidroaéreo, así como tos y expectoración purulenta. Cuando el proceso cursa con múltiples cavidades de pequeño tamaño en áreas contiguas del pulmón se denomina *neumonía* necrosante.

La mayoría de los abscesos pulmonares se producen como complicación de una neumonía por aspiración y son infecciones polimicrobianas causadas por bacterias anaerobias de la boca. Son factores predisponentes para la producción del absceso pulmonar los estados de alteración de la consciencia, disfagia neurológica, sondas nasogástricas e intubación endotraqueal y enfermedad periodontal.

Los microorganismos más frecuentes (90%) son las bacterias anaerobias de la orofaringe *Peptostreptococcus* spp., *Fusobacterium* spp., *Bacteroides* spp. y *Prevotella* spp.), acompañadas por estreptococos del grupo viridans microaerófilos. Cuando la infección es mixta, generalmente incluye bacterias aerobias patógenas, como *S. aureus, K. pneumoniae,* bacilos gramnegativos entéricos o *Streptococcus pyogenes.* En ocasiones, la infección es monomicrobiana por bacterias tales como, *S. aureus, Klebsiella* spp., *P. aeruginosa, B. pseudomallei, Legionella* spp.,

Actinomyces spp. y *S. pneumoniae*. En los pacientes con alteración de la inmunidad celular, patógenos oportunistas como *Nocardia* spp., *Aspergillus* spp. y *R. equi* son causa importante de lesiones pulmonares cavitadas.

2.2.7 Derrame pleural y empiema

El empiema es una entidad que se acompaña de una morbimortalidad importante. La primera causa de infección del espacio pleural es una neumonía previa (40-60% de los empiemas), seguida por la toracostomía (20%) y los traumatismos (4-10%).

Los microorganismos causantes del empiema son bacterias anerobias (35%), aerobias (24%) y, con frecuencia, ambas de modo simultáneo (41%). Las bacterias anaerobias (*Bacteroides fragilis*, *Prevotella* spp., *Fusobacterium* spp. y *Peptotresptococcus* spp.) se encuentran frecuentemente en el empiema, ya como organismos únicos o en combinación con bacterias aerobias.

En los pacientes con NAC el empiema suele deberse a *S. pneumoniae*, *S. pyogenes* y *H. influenzae*, mientras que *L. pneumophila* y *M. pneumoniae* sólo causan pequeños derrames pleurales que, en general, no progresan a empiema. En los últimos años, se ha constatado un aumento en la incidencia de derrame pleural paraneumónico en los niños con NAC, siendo *S. pneumoniae* (generalmente sensible a la penicilina) el microorganismo más frecuentemente aislado.

En los pacientes hospitalizados, los agentes que se encuentran con más frecuencia en el empiema son *S. aureus* y las bacterias anaerobias, sobre todo en los pacientes con aspiración de secreciones. En aquellos con empiema después de un traumatismo o cirugía, la infección se debe con frecuencia a *S. aureus* y bacilos gramnegativos aerobios. El empiema por *Candida* spp. se produce como complicación de la cirugía, en los enfermos con rotura esofágica y en la infección subdiafragmática. Muchas de estas infecciones son polimicrobianas. Los pacientes inmunocomprometidos y los pacientes con SIDA tienen empiemas causados por bacilos gramnegativos, hongos y *Nocardia* spp.

Capítulo 3

Toma de muestras

En general, las muestras deben obtenerse tan pronto como sea posible tras la aparición de los síntomas y antes de instaurar la terapia antibiótica.

3.1 Muestras del tracto respiratorio superior

○ Exudado nasofaríngeo. Las muestras nasofaríngeas se pueden obtener por aspirado, lavado o con torunda. Las torundas de alginato cálcico no son válidas para la posterior detección de virus, sí las de algodón o dacrón, y preferiblemente las terminadas en cepillo para recoger el mayor número posible de células epiteliales, ya que son las que fundamentalmente mantienen la replicación del virus.
Videos recomendados:

http://www.copanusa.com/index.php/education/videos/

o Exudado faríngeo. Con la ayuda de un depresor se inmoviliza la lengua, y se realiza la toma del área amigdalar y faringe posterior, así como de cualquier zona inflamada o ulcerada. Si existe presencia de pseudomembrana, se debe obtener desde el borde de la misma, idealmente en profundidad. Es fundamental evitar rozar la torunda con la úvula, la mucosa bucal, los labios o con la lengua, tanto antes como después de la toma.

La muestra se debe obtener con hisopos de dacrón o alginato cálcico para la mayoría de las bacterias, sin embargo para C. *diphtheriae* y Cándida es preferible el algodón.

o Muestras representativas de otitis. La toma de la muestra se realiza en función de la sospecha diagnóstica. Al utilizar torundas, se recomienda usar dos por separado, una para una tinción de Gram y otra para cultivo. La aspiración es ideal para la búsqueda de anaeobios y se usará en caso de forúnculos o cuando se practique una timpanocenteis. Para el estudio de otitis fúngica se prefieren las muestras obtenidas por raspado del canal ótico.

o Las muestras representativas de sinusitis se pueden obtener mediante distintos procedimientos: la aspiración de secreciones nasales no es recomendable por su elevada contaminación con la flora nasal y sólo es válida para el diagnóstico de invasión fúngica de los senos; la aspiración bajo visión endoscópica del meato medio se considera la técnica de elección por alta eficacia y sencillez; por último, la punción aspirativa sinusal es altamente fiable pero debe restringirse a los casos graves por ser invasiva y no estar totalmente exenta de complicaciones.

o Pus de abscesos. Se extraerá el material purulento tras la punción con aguja o bien por incisión o drenaje.

3.2 Muestras del tracto respiratorio inferior (métodos no invasivos)

o Esputo. Para disminuir la contaminación superficial de la muestra con la microbiota que coloniza el tracto respiratorio superior y la cavidad oral, se han recomendado algunas medidas a tomar, como la extracción de la dentadura postiza, si se utiliza, y el enjuague de la boca con agua o solución salina estériles, antes de la recogida de la muestra.

El esputo obtenido por expectoración espontánea debe ser el resultado de un golpe de tos profunda y contener secreciones purulentas representativas del tracto respiratorio inferior. Deben desecharse los esputos compuestos por saliva o secreciones postnasales.

Para infecciones crónicas y profundas por micobacterias, actinomyces, nocardia y hongos se recomienda recoger 3 esputos en 3 días consecutivos.

o Esputo inducido. Cuando el paciente no expectora de modo espontáneo, se puede obtener la muestra por la inhalación de NaCl al 3% mediante un nebulizador ultrasónico. Tiene su principal indicación para la detección de *Pneumocystis jiroveci* y *M. tuberculosis*. Para el resto de los microorganismos su utilidad es dudosa.

o Aspirado traqueal (AT). La aspiración traqueal o endotraqueal es el método más sencillo de obtener secreciones respiratorias en los pacientes intubados y con ventilación mecánica. Es útil para la detección de colonización por gérmenes nosocomiales multirresistentes. La recogida de la muestra se realiza por aspiración a través del tubo endotraqueal. En ocasiones puede ser necesario diluir con suero salino las secreciones viscosas y facilitar de este modo la recogida.

No deben cultivarse las secreciones de la traqueostomía, ya que la traqueostomía en las 24 primeras horas de su inserción se coloniza con múltiples bacterias que no corresponden a las causantes de la infección pulmonar.

3.3 Muestras del tracto respiratorio inferior (métodos invasivos)

3.3.1 Fibrobroncoscopia

La fibrobroncoscopia tiene por objeto la obtención de muestras representativas del tracto respiratorio inferior correspondientes a la vía aérea o al segmento pulmonar radiológicamente afectos, sin contaminación con microbiota de la orofaringe o, al menos, con la menor contaminación posible.
Ilustración recomendada:

http://columbiadoctors.photobooks.com/Health/images/si_1983.gif

La indicación de la fibrobroncoscopia es el diagnóstico de la neumonía nososcomial y de modo particular de la NAV, así como de la neumonía del paciente inmunocomprometido. Sin embargo, la aplicación de los procedimientos invasivos para la obtención de muestras del tracto respiratorio inferior obtuvo su mayor rentabilidad cuando el procesamiento microbiológico se mejoró con la realización de cultivos cuantitativos.

El tipo de muestra más adecuado para el diagnóstico, varía según la sospecha diagnóstica, la etiología, nivel pulmonar de la lesión, etc. Así, si la patología se encuentra en los espacios aéreos distales es necesario obtener una muestra del fluido alveolar, mediante el lavado broncoalveolar o la biopsia transbronquial, mientras que el cepillado bronquial está más indicado cuando la patología se localiza en un segmento bronquial o se sospecha infección por anaerobios. Si se van a obtener varias muestras, el orden de recogida indicado es obtener en primer lugar el lavado bronquial y el LBA antes que el cepillado bronquial o la biopsia transbronquial, con el fin de evitar el exceso de sangre en los líquidos de lavado, que puede alterar la concentración de los componentes celulares.

Además, la indicación de la fibrobroncoscopia está en relación con el tipo de enfermo. Así ocurre en los pacientes inmunodeprimidos, en los que no es infrecuente la infección mixta y en las situaciones clínicas en las que los enfermos no responden al tratamiento empírico o en el caso de sospecha de otro diagnóstico.

- o Lavado bronquial. Consiste en la instilación de suero fisiológico estéril en un bronquio principal, seguida de una aspiración inmediata para recoger la muestra. La muestra recogida no representa material bronquiolar ni alveolar y es equivalente a un aspirado endotraqueal. Su uso es escaso ya que proporciona información confusa al aislarse con frecuencia microbiota orofaríngea, sobre todo en enfermos no intubados, por lo que no se considera apropiado para el cultivo bacteriano, excepto en casos en los que se sospechen infecciones por *M. tuberculosis*, *Legionella* u hongos. En enfermos intubados no presenta ninguna ventaja sobre el aspirado traqueal.

- o Cepillado bronquial. Su única indicación es el diagnostico de la neumonía bacteriana y su fin obtener muestras del foco de infección evitando la contaminación orofaríngea. Para ello se emplea un doble catéter telescópico (catéter telescopado protegido). El catéter interno contiene un cepillo con numerosas cerdas flexibles y el externo está ocluido en su porción distal por un tapón de material reabsorbible. Al llegar con el fibroscopio hasta el bronquio que conduce al foco infeccioso se empuja el cepillo para desalojar el tapón y obtener la muestra, girándolo suavemente para conseguir que se adhieran las secreciones de los bronquíolos distales. Es un procedimiento rápido y las únicas complicaciones son las propias de la fibrobroncoscopia. Extraído el fibroscopio, se corta el cepillo en condiciones estériles y se introduce en un tubo que contiene 1 ml de suero fisiológico estéril. (Ilustración 2).

- o Lavado broncoalveolar. Para obtener la muestra se enclava el broncoscopio en el bronquio del segmento pulmonar radiográficamente afecto y se instilan volúmenes variables de suero fisiológico estéril en cantidades que oscilan entre 20 y 100 ml. Después de cada instilación se hace una aspiración para recuperar el máximo volumen de líquido posible, formado por una mezcla del suero fisiológico y secreción broncoalveolar. El procedimiento no está estandarizado, en el sentido de que no está establecida la cantidad de suero fisiológico a instilar ni el número de alícuotas necesario. El volumen de muestra obtenido depende del volumen instilado y puede variar entre 10 y 100 ml. Se considera que para tener una buena eficacia diagnóstica el volumen de líquido recuperado bebe ser superior al 30% del introducido e idealmente no inferior a 60 ml. Se considera que el suero instilado lava y obtiene material de alrededor de un millón de alvéolos (el 1% de la superficie pulmonar). La primera porción de líquido aspirado debe descartarse para el estudio microbiológico ya que suele contener un exceso de células escamosas y ciliadas. El último líquido aspirado es el que mejor representa el contenido alveolar.

El LBA es una muestra representativa del fluido alveolar, por lo que está indicada en infecciones que afectan a enfermos inmunodeprimidos sobre todo por microorganismos oportunistas como *P. jiroveci*, CMV, etc, que producen una afectación bronquial mínima. Por estos motivos es la muestra más importante en estos enfermos para el diagnostico de la infección pulmonar. Además, el LBA por su volumen permite un estudio microbiológico completo para bacterias, virus, hongos y parásitos, mediante técnicas que permiten obtener resultados pocas horas después de obtenerla.

o Biopsia transbronquial. Se utiliza el broncoscopio para obtener una pequeña muestra de tejido peribronquial o alveolar. Es una técnica útil que puede evitar la biopsia pulmonar quirúrgica en casos seleccionados de lesiones localizadas o cuando se sospecha alguna etiología no infecciosa sobreañadida (sarcoidosis, neoplasia) y no se han obtenido resultados con las pruebas broncoscópicas más comunes. En las etiologías infecciosas su papel es muy limitado. En enfermos con SIDA se han descrito casos de única muestra diagnóstica para *P. jiroveci* o *M. tuberculosis*. El riesgo de ésta técnica en enfermos con ventilación mecánica es alto.
Video recomendado:

http://catalog.nucleusinc.com/generateexhibit.php?ID=67892&ExhibitKeywordsRaw=&TL=&A=2

o Aspiración transbronquial con aguja. No se suele usar en afectaciones infecciosas pero se han descrito buenos resultados en infiltrados pulmonares localizados de fácil acceso. Útil para estudiar anaerobios.

3.3.2 Otras técnicas no fibrobroncoscópicas

o Técnicas ciegas. Las técnicas ciegas son menos invasivas, más económicas y de menor riesgo que las broncoscópicas, y no precisan de personal especializado. Además, pueden emplearse en los pacientes intubados con tubos de pequeño calibre. Están indicadas en los casos en los que no es posible realizar la broncoscopia (técnica no disponible o contraindicación). Su principal limitación estriba en la imposibilidad de seleccionar el segmento pulmonar afecto radiológicamente, lo cual es importante cuando los infiltrados se localizan en los lóbulos superiores o en el pulmón izquierdo. Pero, en general estas técnicas ciegas proporcionan resultados similares a las técnicas broncoscópicas. Existen tres métodos ciegos:

  o Aspirado bronquial ciego: consiste en enclavar el catéter en un bronquio distal y aspirar 1-2 ml de secreciones bronquiales sin instilar suero.

  o Minilavado broncoalveolar: Consiste en instilar a través de un catéter (telescopado protegido o no) una cantidad no estandarizada (20-150 ml).

  o Catéter telescopado no broncoscópico: presenta un balón en su extremo distal para evitar la contaminación.

o Punción transtraqueal. Procedimiento empleado, sobre todo, en el enfermo no ventilado con neumonía nosocomial en el que es complicado hacer una broncoscopia

y el acceso al foco por la punción transtraqueal resulta más fácil. Técnica con buena sensibilidad, su especificidad está afectada por la colonización traqueal del paciente, especialmente en aquellos con patología bronquial crónica. Es útil en la infección pulmonar por anaerobios.
Ilustración recomendada:

http://catalog.nucleusinc.com/generateexhibit.php?ID=72812&ExhibitKeywordsRaw=&TL=&A=2

- o Biopsia por punción transtorácica. La biopsia pulmonar realizada mediante la punción y aspiración con aguja fina se realiza de forma percutánea, es poco agresiva y no requiere anestesia general. Se hace guiada por ecografía o por tomografía axial computarizada (TAC), que es el mejor método de guía. Su principal indicación es la lesión periférica, como el nódulo pulmonar, no accesible a otras técnicas diagnósticas como la broncoscopia, por lo que es poco utilizada en el diagnóstico de infecciones. Video recomendado:

http://catalog.nucleusinc.com/generateexhibit.php?ID=70545&ExhibitKeywordsRaw=&TL=&A=2

- o Biopsia a pulmón abierto. Su objetivo es la obtención de tejido del parénquima pulmonar para el estudio histológico como indicación principal. Su indicación microbiológica es la persistencia de una mala evolución clínica y la necesidad de obtener un diagnóstico etiológico. La muestra suele obtenerse por minitoracotomía.

- o Punción pleural. Es una técnica habitual en el estudio del derrame pleural ya que puede obtener hasta el 75% de los diagnósticos etiológicos, infecciosos o no. Consiste en la extracción de líquido pleural con una aguja introducida transparietalmente.

- o El derrame pleural es el resultado de la presencia de líquido en el espacio pleural. En las etiologías infecciosas el mecanismo que causa el aumento de líquido es el aumento de la permeabilidad de la microcirculación y es frecuente en las neumonías (hasta un 40%), sobre todo en las de etiología neumocócica. El líquido contiene células inflamatorias y suele ser estéril a menos que no se trate o fracase el tratamiento antibiótico, circunstancias que favorecerían la aparición de empiema o derrame purulento. El derrame pleural de etiología vírica también es frecuente y suele ser de pequeño volumen. La ventilación mecánica no es una contraindicación para su realización.

http://columbiadoctors.photobooks.com/Health/images/si_2006.gif

El transporte al laboratorio de microbiología debe realizarse de forma rápida, y no debe demorarse la llegada de la muestra en más de 1 hora. En los casos en que no sea posible deben guardarse las muestras a la temperatura que se indica en la tabla 2.

Tipo de muestra patología	Método	Recipiente	Temperatura
Nasofaringe: exudado			
Laringitis, Laringotraqueítis	Aspirado, lavado	Tubo con medio de transporte para virus.	2ºC-8ºC
	Torunda de algodón o dacrón		
Bronquitis-tosferina	Aspirado	Tubo estéril	
	Torundas de alambre flexible y curvado con punta de dacrón o alginato cálcico.	Tubo con ác. Casamino o Amies-Stuart con Charcoal	
Portadores difteria	Lavado nasofaríngeo	Tubo con Amies-Stuart	
Sinusitis	Aspirado	Tubo estéril	
Faringe			
	Con un depresor y torunda sin tocar adyacentes:		
Pus, úlceras: Faringitis bacteriana	Torundas de dacrón o alginato cálcico	Tubo con Amies-Stuart	Tª ambiente
Pseudomembrana, secreciones: Difteria, Cándida	Torundas de algodón	Tubo con Amies-Stuart	
Bronquitis y bronquiolitis, neumonía: *M. pneumoniae*, *C. pneumoniae*	Torundas de dacrón, alginato cálcico	Tubo con M4	2ºC-8ºC
Laringitis, Laringotraqueítis víricas	Lavado por gargarismo	Tubo con medio virus	
Bronquitis y bronquiolitis: *M. pneumoniae*, *C. pneumoniae*		Tubo estéril	

Tabla 2. Resumen de los procedimientos microbiológicos de toma de muestra y transporte para infecciones respiratorias

Tipo de muestra patología	Método	Recipiente	Temperatura
Canal del oído externo			
Exudado	2 Torundas	2 Tubos con Amies-Stuart	Tª ambiente
Erupción (fúngica)	Raspado o torunda	Placa	Tª ambiente
Forúnculo	Aspiración, desbridamiento quirúrgico	1 Tubo estéril aerobio	2ºC-8ºC
		1 Tubo estéril anaerobio	Tª ambiente
Oído medio			
Pus interna	Timpanocentesis: Aspiración	1 Tubo estéril aerobio	2ºC-8ºC
		1 Tubo estéril anaerobio	Tª ambiente
Exudado	3 Torundas	2 Tubos con Amies-Stuart 1 Tubo con medio transp. anaerobios	Tª ambiente
Senos: exudado			
Sinusitis bacteriana o vírica	Aspiración bajo visión endoscópica del meato medio.	1 Tubo estéril aerobio	2ºC-8ºC
		1 Tubo estéril anaerobio	Tª ambiente
Zigomicosis	Punción aspirativa sinusal	Tubo estéril	2ºC-8ºC
Úlceras bucales			
Angina de Vincent	Torunda	Porta	Tª ambiente
Abscesos Periamigdalar y Faríngeo			
	Punción con aguja o por incisión o drenaje.	1 Tubo estéril aerobio	2ºC-8ºC
		1 Tubo estéril anaerobio	Tª ambiente

Tabla 2 continuación. Resumen de los procedimientos microbiológicos de toma de muestra y transporte para infecciones respiratorias

Tipo de muestra patología	Método	Recipiente	Temperatura
Esputo			
Bronquitis y bronquiolitis por *M. pneumoniae*		Frasco estéril de boca ancha y tapón de rosca.	2ºC-8ºC
Neumonia			
Esputo inducido			
Pneumocystis jiroveci M. tuberculosis		Frasco estéril de boca ancha y tapón de rosca.	2ºC-8ºC
Traquea: exudado			
Neumonia nosocomial Absceso pulmonar	Aspirado traqueal (AT)	Frasco estéril de boca ancha y tapón de rosca.	2ºC-8ºC
	Punción transtraqueal		
Bronquios: exudado			
M. tuberculosis, legionella, hongos.	Lavado bronquial (LB)	Frasco estéril de boca ancha y tapón de rosca	2ºC-8ºC
NAV, Absceso pulmonar.	Cepillado bronquial mediante catéter telescopado protegido (CTP)	Tubo estéril con 1 ml suero	2ºC-8ºC
Alveolos: exudado			
Neumonía Chlamydias, NAV, Absceso pulmonar.	Lavado broncoalveolar (LBA	Frasco estéril de boca ancha y tapón de rosca.	2ºC-8ºC
		Tubo estéril anaerobio	Tª ambiente
Tejido peribronquial o alveolar			
Pneumocystis jiroveci M. tuberculosis	Biopsia transbronquial	Tubo estéril con 1 ml suero	2ºC-8ºC

Tabla 2 continuación. Resumen de los procedimientos microbiológicos de toma de muestra y transporte para infecciones respiratorias

Tipo de muestra patología	Método	Recipiente	Temperatura
Exudado bronquial-alveolar			
Neumonías nosocomiales	Técnicas ciegas	1 Tubo estéril aerobio	2ºC-8ºC
		1 Tubo estéril anaerobio	Tª ambiente
Liquido Pleural o Tejido			
Neumonia nosocomial, Absceso pulmonar, Derrame pleural y empiema.	Toracocentesis	1 Tubo estéril aerobio (con 1 ml suero, si tejido)	2ºC-8ºC
		1 Tubo estéril anaerobio	Tª ambiente
		Frascos de hemocultivos: Aerobio y anaerobio.	Tª ambiente
Orina			
Neumonia: *S. pneumoniae*, *L. pneumophila*, *H. capsulatum*.	Chorro de la micción media	Frasco estéril de boca ancha y tapón de rosca	2ºC-8ºC
Sangre			
Laringitis, Laringotraqueítis Epiglotitis, Síndrome Lemierre, Neumonía.	Extracción sangre	Hemocultivos: Aerobio y anaerobio.	Tª ambiente
Tosferina, Neumonía atípica, Neumonía melioidosis.		Tubo con gel separador	2ºC-8ºC

Tabla 2 continuación. Resumen de los procedimientos microbiológicos de toma de muestra y transporte para infecciones respiratorias

A

B

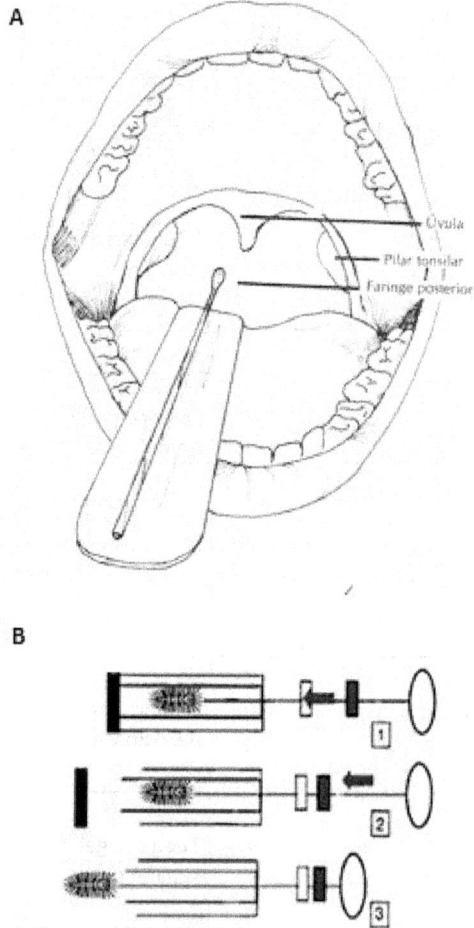

Ilustración 2.
A) Toma de muestra de un exudado faríngeo con torunda.
B) Cepillo bronquial con catéter telescopado: ① cepillo sin utilizar; ② al juntar la anilla blanca y negra se despliega el catéter interior; ③ al juntar las tres anillas (cierre total del pistón), se despliega el cepillo

Capítulo 4

Diagnóstico microbiológico directo

4.1 Visualización directa

Las muestras se han de procesar lo más rápidamente posible y seleccionar la parte de la muestra más purulenta o con sangre.

4.1.1 Fresco

A) Torundas en tubo Amies y frascos estériles, con muestras de vías respiratorias

Los exudados faríngeos y de otitis externas con solicitud de estudio de hongos han de observarse microscópicamente en fresco, para ello se utilizará una de las dos torundas que hayan enviado al laboratorio. Los frascos con lavado broncoalveolar y biopsias que soliciten estudio de hongos, también han de observarse en fresco en busca de estructuras fúngicas.

Técnica

La observación microscópica en fresco, se realiza habitualmente utilizando un líquido de aclarado (KOH, NaOH), colorantes (tinta china, azul de metileno, fucsina), blanco de calcoflúor o similares (blankophor, Univitex).

Para su realización, en un portaobjetos se hace una impronta con el hisopo de la secreción o bien se deposita una gota de la muestra, y sin dejar secar se mezcla con una gota del líquido elegido sin formar burbujas, se pone un cubreobjetos y se observa al microscopio a x40.

Si se emplea el blanco de calcoflúor, se ha de observar con un <u>microscopio de fluorescencia</u>. Este microscopio es una variación del microscopio de luz ultravioleta en el que los objetos son iluminados por una determinada longitud de onda. La imagen observada es el resultado de la energía emitida por las moléculas que han absorbido la excitación primaria y reemitido una luz con mayor longitud de onda. Para dejar pasar sólo la emisión secundaria deseada, se deben colocar filtros apropiados debajo del condensador y encima del objetivo.

Valoración

Las levaduras, hifas y pseudohifas se podrán observar incoloras y transparentes (si se ha empleado KOH o NaOH), incoloras sobre fondo negro (con tinta china), azules (azul de metileno), rosas (fucsina), o con una fluorescencia blanco azulada o amarillo verdosa resaltando nítidamente sobre el fondo más oscuro (según el filtro utilizado en el microscopio de fluorescencia, y teñidas con el blanco de calcoflúor).
Ilustraciones recomendadas:

http://www.telmeds.org/wp-content/uploads/2009/09/candida200.jpg
http://mic.sgmjournals.org/content/150/6/1973/F3.expansion.html

Para la detección de la cápsula polisacarídica extracelular de algunos hongos es especialmente útil la tinción con tinta china. Así, la presencia de formas redondas rodeadas de un halo grande y transparente sobre un fondo negro son sugestivas de *C. neoformans*.
Ilustración recomendada:

http://www.telmeds.org/wp-content/uploads/2009/09/cry2_I.jpg

4.1.2 Tinción argéntica rápida (Gomori-Grocott modificada)

A) Frascos estériles de boca ancha y tampón a rosca, con muestras de vías respiratorias bajas

Esta tinción está indicada en los esputos inducidos, aspirados bronquiales, lavados broncoalveolares o biopsias pulmonares con sospecha de *Pneumocystis jiroveci*, aunque también pueden detectarse otros hongos.

Preparación de la muestra

El adecuado procesamiento de las muestras es un paso crítico en el diagnóstico microscópico de la neumocistosis.

Esputo

- o Añadir a 2-3 ml del esputo el mismo volumen de Ditiotreitol al 0,3% (1,5 g en 500 ml agua destilada).
- o Agitar e incubar 5 min a 37ºC.
- o Añadir un volumen igual de PBS y agitar hasta conseguir una buena mezcla.
- o Centrifugar a 1.500xg, 10 min.
- o Retirar el sobrenadante y resuspender el sedimento con 500 µL de PBS.
- o Si no se ha eliminado todo el moco de la muestra, se repiten los pasos 1 y 2.

Aspirado bronquial y LBA

- o Centrifugar la muestra a 1.500xg, 10 min.
- o Retirar el sobrenadante.
- o Resuspender el sedimento en un pequeño volumen de PBS hasta que la densidad del material no sea excesiva.

Tras la preparación y concentración, se puede depositar directamente una gota del sedimento en el centro de un portaobjetos o utilizar 200 µL para la citocentrífuga. Secar al aire y fijar con metanol.

Técnica

- o Cubrir el portaobjetos con la muestra fijada con una solución de ácido crómico al 10%, dejando actuar durante 10 minutos. (Se puede acortar al utilizar un microondas durante 40 segundos).
- o Lavar el portaobjetos con agua destilada.
- o Cubrir con una solución de metabisulfito sódico al 1% durante 1 min.

○ Lavar con agua destilada e introducir el portaobjetos en un recipiente donde se ha preparado previamente, justo en el momento de realizar la tinción, la solución de trabajo de metenamina-nitrato de plata.

○ Tapar el recipiente e introducir en un microondas, al 50% de su potencia, durante aproximadamente 60 segundos (si el microondas no tuviese plato giratorio, debe pararse a los 30 segundos, girar el recipiente 90º y volver calentar otros 30 segundos). Posteriormente, mantener la solución caliente durante 2 min (deberá tomar un color marrón oscuro). En caso de que no se disponga de microondas, se puede utilizar un baño de agua a 80ºC, donde se coloca el recipiente con la solución de teñido 6 min antes de colocar en el mismo el portaobjetos. Se mantiene en esas condiciones durante otros 5 min, debiendo cambiar el color de la solución, como en el caso anterior, de marrón a negro.

○ Transcurrido el tiempo correspondiente, sacar el portaobjetos y lavar con agua destilada.

○ Sumergir el portaobjetos en una solución de cloruro de oro al 1% de 2 a 5 segundos; seguidamente, lavar con agua destilada.

○ Cubrir el portaobjetos con una solución de tiosulfato sódico al 5% durante 1 min. Lavar de nuevo con agua destilada.

○ Cubrir con una solución al 0,2% de verde brillante en ácido acético glacial durante 1 min. Lavar con agua destilada, escurrir el portaobjetos y dejar secar.

○ Montar la preparación con cubreobjetos y Entellán.

○ Examinar la preparación a bajo aumento (20X, 40X) y confirmar a 100X.

Valoración

Ilustración recomendada:

http://www.higiene.edu.uy/ciclipa/parasito/Pcarinii.jpg

○ La pared de los quistes de *P. jiroveci* se tiñen irregularmente de color gris-marrón, con aspecto de uva pasa; formas redondeadas de color gris o marrón oscuro con la pared engrosada en forma de doble coma.

○ El interior de los quistes no se tiñe con esta tinción.

4.1.3 Tinción de Gram

Técnica

Primero se ha de hacer una impronta sobre un portaobjetos. Dejar secar. A posteriori se procederá a la tinción, con la siguiente secuencia:

o El frotis fijado con calor se tiñe un minuto con cristal violeta, se lava con agua.

o Se cubre con solución yodada durante un minuto y se lava de nuevo con agua.

o Decolorar con mezcla de alcohol etílico/ acetona. Escurrir.

o Cubrir con safranina (color de contraste) durante veinte segundos. Lavar y secar.

Examinar con bajo aumento (100X).

Valoración

A) Torundas en tubo Amies y tubos estériles, con muestras de vías respiratorias altas

o En los exudados faríngeos y óticos sospechosos de micosis se podrán observar levaduras y pseudomicelios de *Candida* o las estructuras de los hongos filamentosos, que se tiñen de color violeta o azul oscuro intenso. También se puede utilizar una tinción de Giemsa (de utilidad más limitada) o de PAS que permite apreciar mejor las estructuras fúngicas.

o En los exudados faríngeos para descartar difteria se ha de realizar la tinción de Gram para observar la morfología y características tintoriales de las bacterias. C. diphteriae se observa como bacilos grampositivos difterimorfos dispuestos en V, letras chinas y/o empalizada.
Ilustración recomendada:

http://www.microbiologyinpictures.com/bacteria%20photos/corynebacterium%20diphtheriae%20photos/CODI18.html

o El diagnóstico de la angina de Vincent a partir de las úlceras bucales, se basa en la observación en la tinción de Gram de espiroquetas, bacilos fusiformes y leucocitos polimorfonucleares.

Ilustración recomendada:

http://www.lg1.ch/cpg/displayimage.php?album=3&pos=29

o <u>Sinusitis y abscesos periamigdalares y faríngeos.</u> La observación microscópica de la tinción de Gram de las muestras nos permitirá seleccionar los medios de cultivo.

B) Frasco estéril de boca ancha y tapón de rosca con muestras de vías respiratorias bajas

La evaluación adecuada de la tinción de Gram de la muestra es crítica para asegurar que sólo se procesan muestras de calidad, es decir, que sean muestras representativas del tracto respiratorio inferior y no estén contaminadas con secreciones del árbol traqueobronquial ni con flora saprofita orofaríngea. Para evitar errores asociados a la subjetividad del observador, deben aplicarse criterios estandarizados de cribado que permitan determinar el grado de contaminación y la calidad de la muestra antes de la realización del cultivo y establecer, de este modo, unos criterios de rechazo. Los criterios mayoritariamente aceptados son los de Murray y Washington (1975).

Esputo o aspirado endotraqueal

Examinar de 20 a 40 campos de la extensión y realizar una media del número de células en los campos representativos que contengan células. Se aceptarán para cultivo:

o Las muestras con > 25 leucocitos/campo de 100X y < 10 células epiteliales escamosas/campo de 100X.

o Las muestras con > 25 leucocitos/campo de 100X y >10 células epiteliales/campo de 100X, cuando el cociente leucocito/célula epitelial sea >10 y exista un predominio franco (3 ó 4 +) de un único morfotipo bacteriano.

o Cuando en una muestra con numerosos leucocitos (4+) y detritos celulares no se observan microorganismos, puede ser útil inundar la extensión con naranja de acridina y observarla con microscopio de fluorescencia para confirmar la ausencia de microorganismos en los detritos.

 o *Pseudomonas* y *Haemophilus* pueden no observarse en estas tinciones por la dificultad de diferenciación entre los detritos celulares.

 o *Legionella* se puede observar con la tinción de naranja de acridina, aunque en esta infección hay a menudo ausencia de leucocitos en el esputo.

Se rechazarán e informarán como "muestra inaceptable" o "no compatible con procesos infecciosos bacterianos", según corresponda, las siguientes muestras:

- o Esputos con $\geq$ 10 células epiteliales/ campo de 100X.

- o Aspirados traqueales de adultos con $\geq$ 10 células epiteliales/campo de 100X, o los aspirados en los que no se observan microorganismos.

- o Aspirados traqueales de pacientes pediátricos en los que no se observen microorganismos, independientemente del número de células epiteliales.

- o No se rechazarán los esputos y aspirados endotraqueales con petición de cultivo para *Legionella*, *Mycobacterium*, *Nocardia* y *Rhodococcus*, ni las muestras de pacientes con fibrosis quística o neutropenia aunque no cumplan los criterios citológicos de calidad.

Describir el tipo de microbiota presente como:

- o "Microbiota mixta" (cocos grampositivos en parejas, cadenas o racimos; cocos gramnegativos; levaduras; bacilos grampositivos (morfotipo *Corynebacterium* o anaerobios) etc., pero sin predominio franco de ningún morfotipo.

- o Predominio franco de algún morfotipo concreto (aproximadamente 50 o más organismos/campo 1000X), tal como cocos grampositivos en diplos (morfotipo compatible con *S. pneumoniae*); bacilos gramnegativos (morfotipos compatibles con *Haemophilus*, enterobacterias, *Pseudomonas*); cocos grampositivos (morfotipo *Staphylococcus*); cocos gramnegativos en diplos (morfotipo *Moraxella*) y la presencia de bacilos grampositivos cortos, en cadenas y con formas ramificadas (morfotipo compatible con *Nocardia*).

- o Aumento en la microbiota mixta compuesta por organismos grampositivos y gramnegativos (bacilos con morfotipo compatible con anaerobios) acompañada por la presencia de organismos intracelulares, lo que es sugerente de neumonía por aspiración.

LBA

La tinción de Gram o Giemsa se realiza sobre la extensión del sedimento de la muestra. El médodo ideal es una citocentrifugación a baja velocidad, lo que permite obtener una capa monocelular de 6 milímetros de diámetro:

- o No deben observarse células escamosas en proporción igual o superior al 1% de las células contadas, que deberían ser 300. Si se sobrepasa este punto de corte se considera que ha habido contaminación por microorganismos de las vías altas.

- o El diagnóstico se ve favorecido por la observación de bacterias intracelulares, considerándose diagnóstica si se observan microorganismos en el 5% o más de las células.

- o En las infecciones por *P. jiroveci* y en las infecciones víricas suelen observarse recuentos celulares inferiores al 25% de células inflamatorias. Por el contrario en las infecciones bacterianas este porcentaje es superior, aunque se trate de enfermos inmunodeprimidos.

CTP

Se corta el cepillo y se coloca en un tubo que contenga 1 ml de solución estéril de Ringer lactato. Se agita en el Vortex durante 1 minuto, se saca el cepillo y se citocentrifuga. Se realiza el Gram del sedimento y se considera que las muestras que tienen menos de 10 células inflamatorias, por campo de 1.000 aumentos, son muestras de mala calidad.

4.1.4 Tinción Ziehl-Neelsen

A) Tubo estéril con muestras respiratorias de vías bajas

Pretratamiento: Concentración

Para que una tinción sea positiva debe contener 10^5 bacterias por ml de muestra. Así, en los líquidos de territorios estériles, que suelen tener un número bajo de microorganismos, la microscopía es muy poco rentable. Por ello, algunos autores recomiendan en los líquidos pleurales llevar a cabo técnicas de concentración. Aunque la centrifugación parece la primera opción plausible, no es totalmente eficaz debido a que la densidad de flotación de las micobacterias está próxima a 1, lo que hace que muchas de ellas permanezcan en el sobrenadante. Sin embargo, sí parecen eficaces la superposición secuencial en un portaobjetos de varias gotas del fluido corporal no centrifugado o la filtración mediante una membrana de policarbonato.

Fundamento

Las micobacterias son difíciles de teñir debido a la gran dotación lipídica (ácidos micólidos) de su pared, que las hace impermeables a los colorantes habituales. Por ello, las tinciones utilizadas, como la de Ziehl-Neelsen, se basan en el hecho de su ácido-alcohol resistencia que, entre otras características, se manifiesta por la capacidad que tienen estas bacterias de retener un colorante básico, como determinados arilmetanos (fucsina), tras la acción de un decolorante ácido-alcohol. Para que estas bacterias puedan contrastar se utiliza un contracolorante (azul de metileno) que teñirá el resto de la preparación. No todas las estructuras ácido-alcohol resistentes son micobacterias. Existen otros microorganismos que pueden presentar grados diferentes de ácido-alcohol resistencia como son especies de *Nocardia, Rhodococcus, Tsukamurella, Gordona, Legionella (L. micdadei)*, y los ooquistes de *Cryptosporidium, Isospora, Sarcocystis* y *Cyclospora*. Sin embargo, la especificidad del examen directo de la muestra para determinar el género es bastante elevada, pero la diferenciación a nivel de especie suele ser casi imposible.

Técnica de la extensión

Siempre se realizarán en una Cabina de Seguridad Biológica. Tras marcar en un extremo del portaobjeto el número de registro de la muestra a estudiar, se procederá de la siguiente forma:

  o   Muestras bronco-alveolares. Para las extensiones directas, seleccionar la parte más purulenta de la muestra. Con un asa bacteriológica estéril se cogerá una porción significativa de la misma y se extenderá sobre el portataobjetos (aproximadamente 1,5 cm de ancho x 3 cm de largo).

- o **Muestras traqueo-bronquiales** (esputo y aspirado traqueal) Para las muestras pre-tratadas y concentradas por centrifugación, se homogeneizará el sedimento con la ayuda de una pipeta Pasteur de plástico y se transferirá una gota al portaobjetos que se extenderá como se ha mencionado previamente.

- o **Líquido pleural**. Superposición secuencial en un portaobjetos de varias gotas.

- o No deberá preparar más de una extensión por portaobjetos.

- o Fijar el material al portaobjetos mediante un calentador eléctrico (60 a 90ºC) o bien dejándolo secar al aire.

NOTA: La fijación mediante calor puede mantener la viabilidad de algunas micobacterias. Por ello, estas preparaciones deberían manejarse con extremo cuidado.

Técnica de tinción

- o Colocar los portaobjetos sobre el soporte de tinción dejando suficiente espacio entre ellos para evitar arrastres y transferencias entre muestras diferentes.

- o Cubrir la preparación totalmente con la solución de fucsina fenicada filtrada.

- o Calentar suavemente el portaobjetos flameando varias veces (por ej., 3) la preparación hasta la emisión de vapores (aproximadamente 10 segundos), evitando la desecación y la ebullición. Esperar 5 minutos.

- o Alternativamente el paso anterior se puede realizar calentando la preparación en un microondas a la intensidad mínima durante 1-2 min evitando la ebullición.

- o Lavar con agua (preferiblemente destilada en muestras estériles) y decantar la preparación.

- o Añadir el decolorante alcohol-clorhídrico (97ml alcohol y 3 ml de acido clorhídrico) y mantener hasta que no se desprenda más colorante, durante 2 min.

- o Lavar con agua y decantar.

- o Añadir el azul de metileno dejándolo durante 3 minutos.

- o Lavar con agua y dejar secar a temperatura ambiente.

Valoración

- o Examinar en un microscopio (luz visible) con un objetivo de inmersión (x 100) con aceite.

- o Se debe examinar un mínimo de 300 campos antes de dar una tinción como negativa.

- o Se procurará seguir un orden dentro del portaobjetos (izquierda a derecha, zig-zag, etc.) iniciando la observación por un extremo del mismo.

Los bacilos ácido-alcohol resistentes se teñirán en rojo brillante sobre un fondo azulado. Estos tienen aproximadamente de 1 a 10 mm de longitud y de 0,2 a 0,6 mm de ancho, pueden estar ligeramente curvados y no suelen teñirse de manera uniforme adoptando un aspecto de granulado a lo largo del cuerpo bacteriano. Ilustración recomendada:

http://www.microbelibrary.org/images/delisle/images/mycobacterium%20tuberculos is%20fig1.jpg

- o La morfología varía ligeramente de unas especies micobacterianas a otras, lo que ha llevado a intentar hacer un diagnóstico de especies a partir de las características microscópicas. Sin embargo esta tarea resulta muy arriesgada y poco recomendable aun en el caso de personal entrenado y con experiencia.

    - o En medio de cultivo líquido, *Mycobacterium* tuberculosis exhibe a menudo un aspecto de cuerdas serpenteantes, pero también ocurre con algunas micobacterias no tuberculosas (MNT).

    - o Las MNT pueden aparecer con aspecto pleomórfico, con formas cocoides, formando filamentos o teñidas uniformemente.

        - *M. kansasii* suele ser de mayor tamaño que otras micobacterias y se tiñe irregularmente con un aspecto de bandas cruzadas o granulaciones a lo largo del cuerpo bacteriano, que le dan un aspecto arrosariado o "atigrado".

        - Pueden existir formas cocáceas, muy frecuentes en aquellos individuos sometidos a tratamiento antituberculoso.

4.1.5 Tinciones con fluorocromos

A) Tubo estéril con muestras respiratorias de vías bajas

Los fluorocromos auramina y rodamina tienen la propiedad de fijarse a las paredes celulares de las micobacterias, Se utiliza, además un colorante de contraste que tiene como función evitar la fluorescencia inespecífica.

Técnica

- o Se cubre la preparación con la solución colorante (Auramina O, o Auramina-Rodamina), durante quince minutos.

- o Se lava con agua destilada.

- o Se cubre la preparación con solución decolorante (alcohol clorhídrico) dejándose actuar durante dos minutos.

- o Se lava con agua destilada.

- o Se cubre la preparación con el colorante de contraste (Permanganato potásico o Naranja de acridina), y se deja actuar durante dos minutos.

- o Se lava con agua destilada y se deja secar al aire.

<u>*Valoración*</u>

Se observa a microscopia de fluorescencia a x250 o x450, las bacterias ácido alcohol resistentes aparecen de color amarillo-naranja brillante sobre un fondo verdusco.
Ilustraciones:

http://thales.cica.es/rd/Recursos/rd99/ed99-0043-01/tinci.htm

Las muestras deben procesarse en una cabina de bioseguridad, ya que los aerosoles producidos durante la siembra pueden ser causa de infecciones respiratorias adquiridas en el laboratorio. Procesar las muestras lo más rápidamente posible y seleccionar la parte de la muestra más purulenta o con sangre.

4.2 Cultivos bacteriológicos y fúngicos

4.2.1 Siembra

A) Torundas y tubos en anaerobiosis con muestras de vías respiratorias

<u>*Método de siembra*</u>

La muestra se procesa antes de 15 minutos desde su recepción y si es posible, en una cámara de anaerobiosis.

- o Torunda: se exprime en un pequeño volumen de caldo mediante movimientos rotatorios sobre las paredes del tubo y este caldo se procesa como una muestra líquida.

- o Aspirado: El material purulento se mezcla bien con la ayuda del agitador Vortex.

- ○ CTP: Se corta el cepillo y se coloca en un tubo que contenga 1 ml de solución estéril de Ringer lactato. Se agita en el Vortex durante 1 minuto y se saca el cepillo.

- ○ Tejido o biopsia: se homogeneizan, ya sea con un bisturí, cortando trozos muy finos hasta obtener una consistencia homogénea, o en un mortero estéril añadiendo 1 ml de caldo.

Una vez homogeneizada la muestra, depositar 1 gota del pus, o 2-3 gotas si es líquido, en cada uno de los medios de cultivo (para extender con estrías por agotamiento), una gota en un portaobjetos para la tinción de Gram y el resto en el medio de enriquecimiento. En el caso del CTP, es preferible hacer la extensión para el Gram a partir de la citocentrifugación, tal y como hemos comentado anteriormente.

Medios de cultivo

La mayoría de estas bacterias requieren para su crecimiento vitamina K_1 y hemina. Para su aislamiento e identificación presuntiva se aconseja utilizar una combinación:

Medios enriquecidos: agar *Brucella* o agar Schaedler, y caldo de tioglicolato.

Medios selectivos: Agar con alcohol fenil-etílico (PEA), agar *Brucella* o agar Schaedler con antibióticos.

Medios selectivos y diferenciales: Agar *Bacteroides* bilis esculina con amicacina (BBE).

Las placas se han de incubar en atmósfera anaerobia, a 35-37º C, hasta las 24h (cámaras) o 48h (jarras o bolsas), mientras que el medio líquido de enriquecimiento entre 7 y 10 días.

B) Frascos de hemocultivo para anaerobios y aerobios con líquido pleural o sangre

Los líquidos corporales habitualmente estériles, como el pleural, se inoculan en frascos de hemocultivo para aerobios y anaerobios, reservando un pequeño volumen para hacer una tinción de Gram.

Se recomienda incubar los frascos durante un período de 5 a 7 días. La temperatura óptima de incubación es de 35 a 37ºC.

C) Torundas en medio Amies y tubos, con muestras de vías respiratorias altas

Método de siembra

Con estrías por agotamiento, para aislamiento. Ilustración 3.

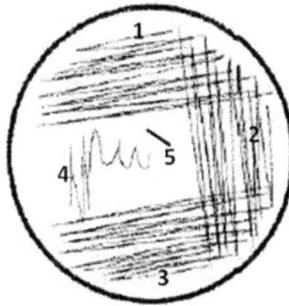

Ilustración 3. Siembra para aislamiento en placa

1º: Paso 1

- o En torunda: hacer rotar la torunda varias veces en uno de los cuadrantes de la placa, cerca del borde de la placa.

- o En tubo estéril: las muestras líquidas se deben depositar tres o cuatro gotas en la superficie del agar y extenderlas posteriormente con el asa de cultivo.

2º: Paso 2, 3 y 4

- o Con un asa estéril realizar estrías desde la zona de la descarga por el resto de los cuadrantes de las placas, cada vez cogiendo una porción del inóculo menos denso.

3º: Paso 5

- o Pinchar el agar sangre con el asa después de haber rayado la placa, para favorecer la producción de hemólisis.

Medios de cultivo

Se deben inocular comenzando por el medio más general hasta el más selectivo.

- o Exudados faríngeos: imprescindibles agar sangre y agar Sabouraud. En caso de sospecha de infección por neisserias añadir un medio selectivo y además debe inocularse una placa de agar chocolate, dado que algunas cepas de *N. gonorrhoeae* pueden inhibirse por los antibióticos que contienen los medios selectivos. Para descartar difteria se ha de sembrar en ASCT y opcionalmente en Loeffler.

- o Otitis externa: se deben utilizar agar sangre y agar MacConkey. Si se sospecha de otitis fúngica, añadir agar Sabouraud. Si se ha recibido una placa de petri con el raspado, verterlo sobre la placa Sabouraud.

- o Otitis media: agar sangre, agar MacConkey y agar chocolate suplementado.

- o Sinusitis: agar sangre y agar chocolate. En el caso de que la sinusitis sea de origen nosocomial o que en la tinción de Gram se observen bacilos gramnegativos, se ha de añadir agar MacConkey. Se emplearán medios enriquecidos para hongos cuando se sospeche zigomicosis.

Agar Sangre: Es un medio general enriquecido con 5% sangre, para el crecimiento y aislamiento de la mayoría de las bacterias patógenas y de algunos hongos. Sirve de ayuda para definir las propiedades hemolíticas de los *Streptococos*. Se ha de incubar a 35ºC± 2ºC hasta las 24h. Se prolongará el tiempo si se desea descartar la presencia de *A. otitidis* (3-5 días), y en casos de sinusitis crónica.

Agar Thayer Martin, Martin Lewis, New York City o GC: Medios selectivos por la adición de antibióticos, para el crecimiento y aislamiento del gonococo. Se ha de incubar en ambiente húmedo y con 5% de CO_2 a 35ºC ± 2ºC. Ha de examinarse cada 24h hasta las 72 horas.

Agar Chocolate: Como el agar sangre pero enriquecido con sustancias nutritivas y calentado hasta liberar el grupo hemo. Promueve el crecimiento de algunas bacterias de desarrollo difícil, vg: *Neisseria* o *Haemophilus*. Incubar a 35ºC ± 2ºC en atmósfera enriquecida al 5% de CO_2, y examinar cada 24h hasta las 48 horas. Se puede prolongar su incubación hasta 4 días en los casos de sinusitis crónica.

Agar Mac Conkey o Levine: Medios diferenciales y selectivos con colorantes, para los bacilos entéricos y otras bacterias gramnegativas. A 35ºC ± 2ºC durante 24h.

Agar Sabouraud: Medio selectivo por su mínima cantidad en nutrientes y pH bajo, adecuado para el crecimiento y aislamiento de levaduras y hongos superiores. Incubar a 30ªC ± 2ºC examinarse cada 24h, hasta las 48h.

Agar glucosado de Sabouraud con cloranfenicol y gentamicina, o el agar con infusión cerebro-corazón y antibióticos (BHI): Medios enriquecidos para hongos. Incubar a 30ºC y realizar lecturas diarias durante los 5 primeros y posteriormente de forma periódica semanal durante 3-5 semanas de incubación.

Agar sangre con cisteína y telurito (ASCT) y medio de Loeffler: El primero es un medio selectivo para *C. diphtheriae* y el segundo es enriquecido no selectivo. A 35ºC ± 2ºC durante 24h.

D) Torundas en tubo con ácido Casamino o Amies-Stuart con Charcoal, con exudados nasofaríngeos

Método de siembra

Con estrías por agotamiento, para aislamiento.

Medios de cultivo

Específicos para *Bordetella*.

Agar Regan-Lowe: agar carbón, cefalexina 0,04 g/L y 10% de sangre de carnero desfibrinada. Medio selectivo para *B. pertussis*. Colocar las placas en una cámara húmeda o en una bolsa de plástico que contengan agua o papel de filtro humedecido, pues *B. pertussis* es muy sensible a la desecación. No requiere atmósfera de CO_2. Incubar las placas a 35ºC en atmósfera aeróbica, hasta 12 días.

Agar sangre: en él crecen *B. parapertussis* y *B. bronchiseptica* y no *B. pertussi*s. Igualmente a 35ºC, hasta 12 días.

E) Torundas con exudado faríngeo en medio M4

Siembra

En medios específicos para *Mycoplasma pneumoniae*.

Caldo SP-4

- o Introducir la torunda en el tubo con 1,8 ml de medio, girándola en el interior y luego exprimirla contra las paredes del tubo para desecharla.

- o Tomar 200 µl con la pipeta y transferirlos al 2º tubo (dilución 10^{-2}). Mezclar varias veces con la punta de la pipeta.

- o Tomar otros 200 µl con la pipeta y transferirlos al 3º tubo (dilución 10^{-3}).

El caldo se incuba a 35-37ºC en aerobiosis durante 6 semanas.

Agar SP-4

Rotar la torunda sobre la superficie del agar, o, en su defecto inocular 50 µl del tubo de la primera dilución.

La placa se incuba en la jarra con un sobre generador de CO_2, a 35-37ºC, 6 semanas.

F) Frascos y tubos, con muestras de vías respiratorias bajas

F1) Muestras recogidas por procedimientos no invasivos

Incluyen los esputos, los aspirados endotraqueales (pacientes intubados) y las secreciones bronquiales.

Pretratamientos y métodos de siembra

La mayor parte de las muestras clínicas están contaminadas con una flora bacteriana mixta que tiene un poder de multiplicación más rápido que otros agentes con mayor patogenicidad, como pueden ser *Legionella*, *Mycobacterium* o *Mycoplasma*. Es por ello que si se sospecha de alguna de estas bacterias, las muestras recogidas por procedimientos no invasivos han de ser pretratadas según unos protocolos concretos.

Legionella

○ Colocar la muestra en una placa de Petri estéril.

○ Seleccionar en la muestra la zona de aspecto más lechoso o sanguinolento y separarla del resto. Las infecciones por *Legionella* se caracterizan por tos no productiva y por tanto, no son características las muestras purulentas. Se prepararán 3 fracciones:

 ○ Preparar una dilución 1/10 de la muestra utilizando agua destilada estéril como diluyente, en un frasco con tapón de rosca (en las muestras ya diluidas, como los lavados bronquiales, no es necesario realizar este paso). Añadir bolitas de vidrio estériles y agitar en un Vortex. Inocular 0,1 ml en una placa de BMPA.

 ○ Transferir aproximadamente 0,3 ml de la muestra a un vial con tapón de rosca y mantener en un baño a 50ºC durante 30 min. Inocular 0,1 ml (3 gotas con una pipeta Pasteur estéril) en una placa de BCYEα.

 ○ Preparar también una dilución 1/10 de la muestra (0,1 ml) en tampón ácido (0.9 ml). Añadir bolitas de vidrio estériles y agitar en un Vortex. Incubar 5 min a temperatura ambiente (25ºC) e inocular inmediatamente 0,1 ml en una placa de BCYEα.

○ Una vez secos los inóculos a temperatura ambiente, se extenderán por toda la placa con ayuda de un asa bacteriológica.

Micobacterias

En principio, un procedimiento de *descontaminación* debería ser capaz de eliminar, en la medida de lo posible, los contaminantes sin afectar seriamente la viabilidad de las micobacterias. La *digestión* permite la homogeneización de la muestra ya que algunas (en particular los esputos) contienen moco que, si no es licuado, proporciona a las bacterias contaminantes una barrera de protección frente a la acción del agente descontaminante. Uno de los métodos de descontaminación-digestión más utilizados (Kubica y cols.) combina el hidróxido sódico (agente descontaminante) con la *N*-acetil-*L*-cisteína NALC (agente mucolítico). Este tipo de pretratamiento es compatible con los medios de cultivo más habituales tanto sólidos como líquidos, incluidos los nuevos sistemas de detección automatizados.

Pretratamiento

○ Preparar cada día la Solución Descontaminante de Trabajo. Para ello se combina la solución de NaOH-citrato de sodio con la NALC. Una vez preparada esta solución puede utilizarse durante toda la jornada laboral.

○ Conectar y situarse bajo Cabina de Seguridad Biológica.

○ Añadir en un tubo estéril de fondo cónico (50 ml) un volumen de la solución de trabajo igual al de la muestra. Si el volumen de la muestra es superior a 10-15 ml seleccionar esta cantidad, a ser posible, de la parte más purulenta.

o Agitar la mezcla en un vórtex durante un tiempo no superior a 30 seg. Invertir el tubo para que la solución entre en contacto con la muestra.

o Dejar el tubo en un agitador a temperatura ambiente durante 15 min (máximo de 20 min) para descontaminar la muestra.

o Diluir la mezcla hasta 50 ml con solución tampón fosfato 0,067 M.

o Tapar el tubo e invertirlo para que se mezcle bien.

o Centrifugar a 3.000 x g durante 15-20 min.

o Desechar el sobrenadante.

o Suspender el sedimento en 2 ml de agua destilada o tampón fosfato.

Usar esta solución para preparar una extensión y sembrar los medios de cultivo.

Siembra

o Retirar el posible líquido de condensación de los tubos de cultivo.

o Inocular la muestra una vez terminado el proceso de descontaminación. Se realizará con una jeringuilla de 1 ml o pipeta Pasteur calibrada, dispensando 0,5 ml en cada medio de cultivo.

Micoplasmas

o Inoculación en caldo:

Dispensar 1800 µl del caldo de cultivo en tres tubos rotulados como 1º, 2º y 3º.
1º. Tomar 200 µl del sedimento de la muestra con la pipeta y transferirlos al tubo 1º (dilución 10-1). Mezclar con la punta de la pipeta.
2º. Tomar 200 µl del tubo 1º con la pipeta y transferirlos al tubo 2º (dilución 10-2). Mezclar varias veces con la punta de la pipeta.
3º. Tomar otros 200 µl del tubo 2º con la pipeta y transferirlos al tubo 3º (dilución 10-3). Mezclar.

o Inoculación en placas de agar: Inocular en la placa 50 µl del sedimento o del medio de transporte. Efectuar con la placa tapada suaves movimientos de rotación para distribuir por su superficie el volumen inoculado.

Bacterias habituales en infecciones respiratorias

Es conveniente que los esputos sean sometidos a un proceso de digestión con algún agente mucolítico, y especialmente en casos de fibrosis quística. Este procedimiento homogeniza y fluidifica la muestra, lo que permite aumentar la rentabilidad del cultivo bacteriológico convencional en medios comunes.

o Habitualmente se emplean agentes mucolíticos (N-acetilcisteina) o ditiotreitol. El tiempo de contacto entre estos productos y el esputo previo a la siembra no debe ser prolongado ya que pueden inhibir o retrasar el crecimiento de diferentes patógenos.

Para evitar esta acción deletérea también se ha recomendado emplear una homogeneización mecánica (sonicación suave) o utilizar simplemente suero salino.

o   Las placas para el cultivo de este tipo de bacterias se han de sembrar con estrías por agotamiento, para aislamiento.

Medios de cultivo

o   Agar sangre de carnero. Incubar a 35-37ºC en CO_2, hasta 48 h.

o   Agar chocolate o agar de sangre de caballo (HBA), o con 20.000 UI de bacitracina por litro (HBAB). 35-37ºC en CO_2, hasta 48 h.

o   Agar MacConkey o agar EMB. 35-37ºC en CO_2, hasta 48 h.

o   Agar glucosado de Sabouraud con cloranfenicol y gentamicina, o el agar con infusión cerebro-corazón y antibióticos (BHI), si se sospecha de micosis sistémica, actinomicosis o nocardiosis. Incubar a 30ºC y realizar lecturas diarias durante los 5 primeros y posteriormente de forma periódica semanal durante 3-5 semanas de incubación.

o   Agar extracto de levaduras charcoal buffered (BCYE-α), BCYE-α con polimixina, anisomicina, cefamandol y α-quetoglutarato (BMPA-α), si hay sospecha de *Legionella*. También está indicado este medio de cultivo para Nocardia, por inhibir el crecimiento de contaminantes. Serán incubadas a 36ºC, en aerobiosis y en condiciones de humedad, durante 12-15 días. La incubación en CO_2 puede ser beneficioso para el crecimiento de algunas especies de *Legionella*.

o   Medios selectivos con antibióticos (CNA, CAZ-NB, FEA, TNAP(LIQ)...) ante la sospecha de *R. equi*, para eliminar la flora acompañante. En aerobiosis, 30-37ªC, hasta 7 días.

o   Si se solicita cultivo de micobacterias los medios más utilizados son los sólidos con huevo, y entre ellos el Löwenstein-Jensen (tabla 3). Incubar a 35-37ºC.

  o   Los primeros 7-15 días han de estar en una atmósfera de un 5-10% de CO_2. Los tubos de Löwenstein-Jensen deberán permanecer inclinados hacia arriba en gradillas específicas, para que la muestra esté en contacto con la mayor parte de la superficie del medio. Los tapones de los tubos no deben estar totalmente cerrados para que haya intercambio aéreo y se evapore todo el líquido.

  o   Del 15º día hasta 6 semanas. Cuando la superficie del medio esté completamente seca (10-15 días aproximadamente) lo tapones se deberán cerrar y los tubos se dispondrán en gradillas de manera vertical en un incubador sin CO_2. Todos los cultivos deberán incubarse durante un mínimo de 6 semanas, antes de considerarlos negativos.

Medios sólidos
Con huevo: Löwenstein-Jensen, Petragnani, Colestsos, Americam Thoracic Society. Con agar: Middlebrook Selectivos Especiales
Medios bifásicos: Septi-Chek
Medios líquidos:

Convencionales: 7H9 Middlebrook, Dubos, Youmans, Proskauer-Bek...
Comerciales
  o Lectura manual: MB redox, MGIT
  o Detección (semi)automática: BACTEC 460TB, ESP Culture System II, Sistema MB/BacT ALERT 3D, Sistema BACTEC MGIT 960, Sistema BACTEC serie 9000.

Tabla 3. Distintos medios de cultivo para Mycobacterium sp

Caldo o agar SP-4

Cuando se especifique cultivo de Mycoplasma. Los caldos se incuban a 35-37ºC en aerobiosis durante 6 semanas. Las placas se incuban en la jarra con un sobre generador de CO_2 por el mismo periodo de tiempo.

F2) Muestras recogidas por procedimientos invasivos

Método de siembra

F2.1) Lavado broncoalveolar obtenido por fibrobroncoscopia o mini-lavado por técnica ciega

Si se solicita estudio de *Legionella* la muestra obtenida mediante lavado broncoalveolar ha de ser pretratada de igual manera que las anteriores, se tratará como una secreción contaminada. Sin embargo, para el cultivo de micobacterias no sería necesaria la descontaminación.

El método ha de ser cuantitativo, mediante diluciones seriadas. El cultivo cuantitativo tiene como objetivo diferenciar las bacterias colonizadoras de la orofaringe que contaminan la muestra y que están presentes en pequeña cantidad (concentraciones inferiores a 10^4 ufc/ml), de las bacterias potencialmente patógenas, presentes en altas concentraciones (entre 10^5 y 10^6 ó más ufc/ml).

- o Agitar la muestra con suavidad para homogeneizarla durante 30-60 segundos.

- o Sembrar 100 microlitros de la muestra en placas. Marcar las placas "x10". Cada colonia que se aísle equivale a 10 ufc/ml.

- o Pasar 100 microlitros de la muestra a un tubo que contenga 9,9 ml de suero fisiológico estéril. Agitar en el vortex o agitador similar y sembrar 100 microlitros en placas de agar sangre y agar chocolate. Marcar las placas "x1000" Cada colonia que se aísle equivale a 1000 ufc/ml.

- o Pasar 100 microlitros de la dilución anterior a un tubo que contenga 9,9 ml de suero fisiológico estéril. Agitar en el vortex y sembrar 100 microlitros en placas de agar sangre y chocolate. Marcar las placas "x100.000". Cada colonia que se aísle equivale a 100.000 ufc/ml.

○ Las gotas inoculadas en las placas se extenderán por toda la superficie de la placa con una pipeta Pasteur doblada en ángulo recto o un asa de plástico.

F2.2) Cepillado bronquial protegido obtenido por fibrobroncoscopia

○ Se corta el cepillo y se coloca en un tubo que contenga 1 ml de solución estéril de Ringer lactato. Se agita en el Vortex durante 1 minuto.

○ Si se solicita estudio de *Legionella* la muestra obtenida mediante CTP, se tratará como una secreción no contaminada, por tanto, el pretratamiento consistirá en lo siguiente: Añadir bolitas estériles de vidrio y agitar en un Vortex. Inocular 0,1 ml en una placa de BCYEα y 0,1 ml en otra de BMPA.

○ Para el cultivo de micobacterias tampoco sería necesaria la descontaminación.

○ Sembrar la muestra para cultivo bacteriano cuantitativo mediante el método de las diluciones seriadas, al igual que para el LBA.

F2.3) Líquido pleural y tejido obtenidos por toracocentesis

Cuando soliciten cultivo de Mycoplasma se ha de seguir el siguiente protocolo:

○ Líquido pleural:

  ○ Inoculación en caldo: realizar diluciones seriadas 10-1 ,10-2 ,10-3.

  ○ Inoculación en placas de agar: Inocular en la placa 50 μl del sedimento. Efectuar con la placa tapada suaves movimientos de rotación para distribuir por su superficie el volumen inoculado.

○ Tejidos:

  ○ Inoculación en caldo:

    - Introducir una de las piezas en un tubo con 1,8 ml de medio. Agitar en vortex y realizar diluciones seriadas como en los líquidos.

    - Es importante realizar diluciones seriadas en el caldo, al menos hasta la dilución 10^{-3}, para evitar interferencias en el crecimiento por antibióticos, anticuerpos y otros inhibidores presentes en la muestra.

  ○ Inoculación en placas de agar: tomar con una aguja estéril una pieza del tejido y colocarla sobre el agar. Con la ayuda de la aguja, arrastrar la superficie fresca del corte de la pieza sobre toda la circunferencia de la placa.

Para el resto de aislamientos se dejan caer 2-3 gotas, en cada uno de los medios de cultivo y después extender con estrías por agotamiento.

Medios de cultivo

Agar sangre, agar chocolate, agar MacConkey. 35-37ºC (en atmósfera de CO_2 al 5%, el agar sangre y chocolate), durante 48 horas como mínimo, preferiblemente 72 horas.

Agar para anaerobios. En atmósfera anaerobia, a 35-37º C, hasta las 24h (cámaras) o 48h (jarras o bolsas).

Agar de Sabouraud, Agar glucosado de Sabouraud con cloranfenicol y gentamicina, o BHI con antibióticos (si soicitud de cultivo de hongos). Incubar durante 3-5 semanas en estufa de 30ºC.

Agar BCYEα (si solicitud de cultvio de *Legionella o Nocardia*). A 36ºC, en aerobiosis y en condiciones de humedad, durante 12-15 días.

CNA, CAZ-NB, FEA, TNAP$_{(lig)}$... (si sospecha de *R. equi)*. En aerobiosis, 30-37ªC, hasta 7 días.

Tubos de Löwenstein-Jensen (si solicitud de cultivo de micobacterias). Incubar a 35-37ºC. Los primeros 7-15 días en atmósfera de 5-10% de CO_2 inclinados y medio abiertos. Del 15º día hasta la 6ª semana, sin CO_2, rectos y totalmente cerrados.

Caldo o agar SP-4 (si solicitud de cultivo de micolplasmas). Se incuban a 35-37ºC durante 6 semanas. Los caldos en aerobiosis y las placas en CO_2.

4.2.2 Evaluación del crecimiento

A) Placas de agar en anaerobiosis de muestras de vías respiratorias

Los medios con crecimiento deben observarse cuidadosamente para detectar todas las colonias diferentes, independientemente de su tamaño, y proceder a su subcultivo, cada una de ellas se ha de reaislar en: agar Brucella (anaerobiosis), agar chocolate y agar sangre (ambas en aerobiosis con 10% de CO_2). Las colonias subcultivadas que no crezcan en agar chocolate ni agar sangre se consideraran en principio anaerobios estrictos y se procede a su estudio. Igualmente del tioglicolato se deben realizar subcultivos si se aprecia turbidez u otro signo de crecimiento.

B) Frascos de hemocultivo en anaerobiosis y aerobiosis con líquido pleural o sangre

La lectura se realiza diariamente durante 7 días. En el caso de que haya crecimiento, se extrae una muestra del frasco aerobio mediante jeringa y aguja para realizar tinción de Gram y subcultivos en medios sólidos para aerobios y facultativos (agar sangre, agar chocolate, agar MacConkey, por ejemplo). Del frasco anaerobio se hacen subcultivos en agar sangre, agar chocolate y agar sangre para anaerobios.

B1) Muestras de vías respiratorias bajas, no contaminadas

En las biopsias pulmonares por punción transtorácica, biopsias a pulmón abierto y en el líquido pleural todos los patógenos se deben identificar e informar junto con las pruebas de sensibilidad a antibióticos.

C, D, E y F) Placas y tubos en aerobiosis o CO$_2$, con muestras de vías respiratorias

Streptococos. Crecen en Agar sangre y Chocolate como colonias pequeñas y diminutas, grisáceas a blanquecinas. En Agar sangre se distingue la capacidad hemolítica. El *S. pyogenes* (Grupo A) y *S. agalaciae* (Grupo B,) son beta hemolíticos aunque no son los únicos y no siempre. Las colonias de *S. pneumoniae* en placas de agar sangre y agar chocolate, aparecen pequeñas, grisáceas y mucoides (claras como el agua), y están rodeadas de una zona verdosa de alfa hemólisis. Ilustraciones recomendadas:

http://www.microbiologyinpictures.com/streptococcus%20pyogenes.html
http://www.microbiologyinpictures.com/streptococcus%20agalactiae.html
http://www.microbiologyinpictures.com/streptococcus%20pneumoniae.html

S. aureus. En Agar sangre y Chocolate forma colonias entre pequeñas y moderadas, circulares, opacas y lisas, que tienden a ser doradas y generalmente ß-hemolíticas.
Ilustraciones recomendadas:

http://www.microbiologyinpictures.com/staphylococcus%20aureus.html

A. otitidis. Crece en agar sangre pero no en agar chocolate ni en tioglicolato, requiere incubación prolongada en atmósfera enriquecida en CO$_2$ (mínimo tres, hasta cinco días); colonias muy pequeñas alfa-hemolíticas.

Neisseria. N. gonorrhoeae es nutricionalmente mucho más exigente que *N. meningitidis*, de manera tal que puede crecer únicamente en medios enriquecidos como agar chocolate, Thayer Martin o similares, pero no puede crecer en agar sangre, mientras que *N. meningitidis* puede crecer tanto en agar sangre como en agar chocolate. Forman colonias pequeñas, bordes lisos e irregulares, grisáceas, blanquecinas, traslúcidas y brillantes.

Ilustraciones recomendadas:

http://www.microbiologyinpictures.com/neisseria%20gonorrhoeae.html
http://www.microbiologyinpictures.com/neisseria%20meningitidis.html

Haemophilus. En Agar sangre no crece a no ser que sea a modo de satélite alrededor de *Staphylococcus aureus* que hemoliza la sangre. Crece en Agar chocolate formando colonias pequeñas, convexas de borde regular, grisáceas-transparentes y aspecto brillante. Cuando se observen colonias sospechosas se reaislan en Agar sangre y chocolate simultáneamente, para observar el no crecimiento en Agar sangre característico.
Ilustración recomendada:

http://www.microbiologyinpictures.com/haemophilus%20influenzae.html

M. catarrhalis. En Agar sangre y chocolate forma colonias parecidas a las de Neisseria, algo más grandes y con un ligero color rosado. Además las colonias muestran el signo característico del disco de hockey al deslizarse sobre la superficie del agar cuando se empujan.
Ilustración recomendada:

http://www.microbiologyinpictures.com/moraxella%20catarrhalis.html

Bacilos gramnegativos. En Agar sangre forman colonias grandes y medianas, mucosas y grises y brillantes prácticamente indistinguibles. En los medios Agar Mac Conkey o Levine da lugar a colonias diferenciables por el olor, mucosidad y sobretodo color según sean fermentadoras de lactosa (*K. pneumoniae* y resto de enterobacterias) o no (*P. aeruginosa*, *S. maltophilia*, *Acinetobacter* spp, *B. pseudomallei*).

Ilustraciones recomendadas:

http://www.microbiologyinpictures.com/klebsiella%20pneumoniae.html
http://www.socalemi.org/atlasmicrobiologia/pseudomonas_en_mcconkey.JPG

R. equi. Crece en agar sangre pero se selecciona mejor en CNA y similares. El pigmento característico de su nombre (Rhodococcus = coco de color rojo) no suele apreciarse en los cultivos con menos de cuatro días; transcurrido este tiempo, las colonias pueden aparecer de color salmón, ligeramente rojas, amarillo pálido o incluso carecer de pigmento. En cultivos viejos, las colonias pueden parecer secas, rugosas y de color rojo-anaranjado. Posee además el "factor equi": consiste en áreas de hemólisis completa en placa de agar sangre cuando interactúa con la hemolisina de *L. monocytogenes*, *Listeria seeligeri* V o *S. aureus*.
Ilustración recomendada:

http://www.ijmm.org/viewimage.asp?img=IndianJMedMicrobiol_2011_29_1_65_76529_f2.jpg

Cándidas. Puede crecer en Agar sangre y chocolate como colonias pequeñas blanquecinas secas, con bordes estrellados (*C. albicans*). Donde mejor crecen es en Sabouraud, con aspecto blanco cremoso volviéndose más pastosas a medida que envejecen, superficie lisa o rugosa, generalmente elevadas, tamaño pequeño y olor dulzón agradable.
Ilustración recomendada:

http://www.microbelibrary.org/images/atlas_streakplating/candidaalbicans_4quadrantstreak_fig13.jpg

C. diphtheriae. Crece en Agar sangre como pequeñas colonias beta hemolíticas, grisáceas, de aspecto granuloso. El color tiende a ser blanco amarillento en los medios de cultivo de Loeffler. En ASCT, el organismo puede formar colonias grises con centros negros y bordes dentados o continuos, pero no son las únicas. Se ha de realizar un subcultivo en Agar sangre.
Ilustración recomendada:

http://www.microbiologyinpictures.com/corynebacterium%20diphtheriae.html

B. pertussis y *B. parapertussi.* En Regan-Lowe desarrollan colonias pequeñas, abovedadas, de superficie lisa y brillante, de color grisáceo perlado, puede ser necesaria una lupa en los primeros días. *B. pertussis* no crece en la placa de agar sangre. *B. bronchiseptica* crece en 2 ó 3 días en agar sangre donde muestra hemólisis, y en agar MacConkey.
Ilustración recomendada:

http://www.microbiologyinpictures.com/bordetella%20pertussis.html

Legionella. Las placas BCYEα se deben examinar utilizando una lupa binocular cada 1 ó 2 días, ya que las colonias de *Legionella* pueden quedar enmascaradas por el crecimiento de otros microorganismos, incluyendo hongos. Las colonias de *Legionella* son lisas con un borde entero, tienen un aspecto granular, como "polvo de vidrio" y a veces presentan un brillo azul-verdoso o rosa-púrpura, con un aspecto cristalino característico. Seleccionar al menos tres colonias características de *Legionella* por cada muestra inoculada y subcultivar paralelamente en BCYEα y BCYEα sin cisteína. Incubar a 36ºC durante al menos 2 días. Se consideran *Legionella* aquellas colonias con crecimiento en BCYEα y sin crecimiento en BCYEα sin cisteína (o ausencia de crecimiento en agar sangre). *Legionella oakridgensis* es la única especie que no requiere cisteína en el aislamiento primario, aunque sí lo requiere en sucesivos subcultivos.

Ilustración recomendada:

http://www.microbelibrary.org/images/delisle/images/legcul.jpg

Nocardias. Crecen en la mayoría de los medios bacterianos convencionales para aerobios, asi como en los de micobacterias (Löwestein-Jensen o Middlebrook), pero en BCYEα se miminizan los contaminantes. Presenta hifas aéreas en las colonias.

Micobacterias. Los tubos de Löwestein-Jensen deben ser examinados con buena luz y detenimiento, al menos, una vez por semana, para detectar la presencia de colonias indicativas de crecimiento. De cualquier crecimiento se deberá realizar una tinción de Ziehl-Neelsen, comprobando si se trata de bacilos ácido-alcohol resistentes (BAAR) y/o de un contaminante (bacteriano o fúngico). La aparición de colonias rugosas no pigmentadas de crecimiento lento y aspecto de migas de pan suele ser característica de *M. tuberculosis*; las colonias pequeñas, lisas y no pigmentadas son características del complejo *M. avium*; y las colonias grandes, lisas, mucosas, de crecimiento lento pero fotocromógenas serían más típicas de *M. kansasii*.

http://www.bacteriainphotos.com/Mycobacterium%20tuberculosis.html

M. pneumoniae:

- o Los caldos SP4 se examinarán cada 5 días para detectar cambio de color en el medio por metabolismo de la glucosa (del rojo original, al naranja y al amarillo).

- o Las placas SP4 se examinarán con microscopio estereoscópico (50X) y transiluminación para detectar la presencia de las típicas colonias de *M. pneumoniae* en forma de grosella.
  Ilustración recomendada:

http://www.gefor.4t.com/concurso/bacteriologia/mycoplasma1.gif

Ante cualquier cambio de color del medio subcultivar:

- ○ 200 µl a otro tubo con medio fresco.

- ○ 50 µl a una placa de agar.

- ○ 50 µl a una placa de agar Columbia sangre, solo en el caso de que el tubo presentara turbidez, lo que indicaría contaminación por otras bacterias.

Hongos filamentosos. En las placas de agar glucosado de Sabouraud con cloranfenicol y gentamicina, o BHI, se examinan macroscópicamente las colonias: forma, color, textura, velocidad de crecimiento y reverso. Tabla 4.

	Micelio	Color	Crecimiento
Zigomicetes			
Mucorales			
Mucor	Abundante	Blanco, amarillo, gris oscuro	Rápido: 3-5 días
Rhizopus	Abundante	Gris, marrón	Rápido: 3-5 días
Entomoftorales			
Conidiobolus	Escaso, colonias membranosas	Color crema	Rápido: 3-5 días
Basidiobolus	Escaso, colonias pulvurulentas		Rápido: 3-5 días
Hifomicetes			
Aspergillus		Blanco, amarillo, verde, negro	Rápido: 3-5 días

Tabla 4. Características macroscópicas de los principales hongos filamentosos respiratorios

Ilustraciones recomendadas:

http://www.gefor.4t.com/concurso/hongos/mucor4.jpg
http://www.saber.ula.ve/micosis/contenido/capitulo15/figuras/15-0007-de.html

http://www.pf.chiba-u.ac.jp/gallery/fungi/c/Conidiobolus_coronatus_colony1.htm
http://www.saber.ula.ve/micosis/contenido/capitulo20/capitulo20D/figuras/20D-0001-de.html
http://www.gefor.4t.com/concurso/hongos/aspergillusflavus10.jpg

F1) Muestras de vías respiratorias bajas, contaminadas con microbiota de vías altas

○ Se valorarán, identificarán e informarán los microorganismos no pertenecientes a la microbiota normal, como los aislados de *S. pyogenes*, estreptococos del grupo B en neonatos, *Bordetella* (especialmente *B. bronquiseptica*), *M. pneumoniae*, *C. pneumoniae*, *Legionella*, *Nocardia*, *F. tularensis*, *B. anthracis*, *Cryptococcus neoformans* y hongos filamentosos (no considerados contaminantes).

○ También, se identificarán e informarán los microorganismos pertenecientes a la microbiota de colonización cuyo morfotipo esté presente de forma predominante en el Gram de la muestra y que crezcan en cantidades significativas en la segunda o en la tercera área de reaislamiento de la placa, aunque no sean predominantes en el cultivo. En este grupo se incluyen los aislados de *S. pneumoniae*, *H. influenzae*, *M. catarrhalis*, *P. aeruginosa*, *S. maltophilia*, *Acinetobacter* spp. Y *Burkholderia* spp., éstos últimos de particular interés en pacientes hospitalizados y en pacientes no hospitalizados con bronquiectasias.

○ Igualmente, se identificarán e informarán los microorganismos con crecimiento en cantidad significativa y predominante en el cultivo, en particular si se ha observado su morfotipo en la tinción de Gram de la muestra. En este grupo se incluyen *S. aureus*, estreptococos del grupo B en adultos, estreptococos ß-hemolíticos de los grupos C o G, bacilos gramnegativos cuando crezca un solo morfotipo (en especial *K. pneumoniae*), especies de *Corynebacterium* (urea positiva o aisladas en pacientes intubados) y *R. equi* (en pacientes inmunodeprimidos). Además, se considerará el crecimiento de pequeñas cantidades de especies bacterianas, siempre que coincidan con el morfotipo bacteriano observado en la tinción de Gram del esputo, así como también el crecimiento de colonias en el primer cuadrante de la placa en cultivo puro o prácticamente puro.

○ Por el contrario, no se debe valorar el crecimiento de más de un morfotipo de bacilos gramnegativos en el medio de MacConkey (*E. coli*, *Proteus* spp., etc) y se debe informar como "crecimiento de bacilos gramnegativos entéricos". Tampoco se valorará ni informará el aislamiento de *Enterococcus* spp., a menos que se aísle en cultivo puro. Las especies de *Candida* no son causa de neumonía (colonizan habitualmente la boca), excepto posiblemente en los pacientes oncológicos (leucemia), transplantados pulmonares y en los neonatos.

F2) Muestras de vías respiratorias bajas, obtenidas por métodos invasivos

Según los trabajos de Bartlett y Finegold, Baselski, Wimberley y otros autores, en las vías respiratorias bajas:

- o Las bacterias orofaríngeas que contaminan las secreciones purulentas de las vías aéreas inferiores están presentes en pequeña cantidad, en concentraciones inferiores a 10.000 ufc/ml de muestra, mientras que,

- o Las bacterias patógenas se encuentran en altas concentraciones, entre 100.000 y 1.000.000 ó más ufc/ml.

El cultivo cuantitativo tiene como objetivo diferenciar los dos tipos de bacterias basándose en su concentración. En las muestras obtenidas por fibrobroncoscópia los puntos de corte indicadores de neumonía bacteriana, en especial en los enfermos ventilados mecánicamente con sospecha de neumonía nosocomial, están fijados en:

- o 1.000 ufc/ml (10^3 ufc/ml) para el cultivo del CTP.

- o 10.000 ufc/ml (10^4 ufc/ml) para el cultivo del LBA.

- o <1.000 ufc/ml suelen indicar contaminación por microbiota orofaríngea.

Sin embargo, en determinadas ocasiones, tanto en el cepillado como en el lavado brocoalveolar estos puntos de corte no deben ser tomados de forma rígida y recuentos de más o de menos de un logaritmo para el cepillado bronquial (10^2-10^4) y de 1-2 para el lavado broncoalveolar (10^2-10^6) deben interpretarse con precaución ya que hay varios factores relacionados con la técnica de la broncoscopia y el procesamiento microbiológico, pero sobre todo con el tratamiento antibiótico que recibe el enfermo, que pueden alterarlos. Excepciones a estos puntos de corte serían patógenos primarios o raramente aislados como parte de la microbiota, como *Legionella*, *Nocardia*, y otros, en los que debe valorarse cualquier recuento.

Si existe crecimiento en los caldos o agar SP4, no es necesario indicar el título, cualquier crecimiento de *M. pneumoniae*, si se confirma, es significativo.

4.3 Pruebas complementarias

4.3.1 *Técnica del scotch o papel de celofán*

Nos ayuda a la identificación estructural de los hongos filamentosos. Consiste en tocar la superficie de la colonia con la cinta adhesiva y colocarla sobre un porta, en el que se ha depositado una gota de azul de lactofenol y observar al microscopio. Mejora ostensiblemente la visión microscópica si se añade, además, una gota de azul de lactofenol sobre el celofán y se deposita un cubre sobre ella.

Los criterios de identificación son fundamentalmente morfológicos basados en la presencia de estructuras de reproducción y características especiales de las hifas. Ilustración 4 y tabla 5.

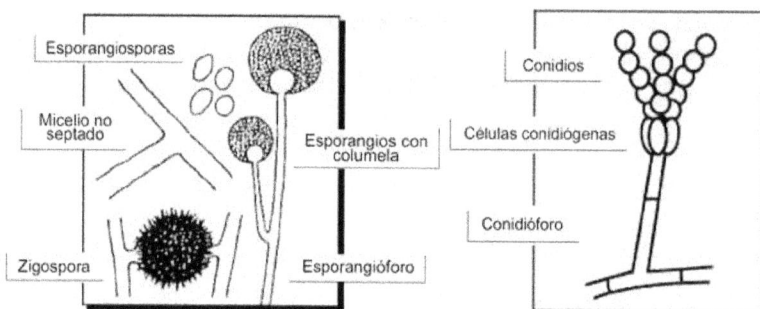

Ilustración 4. Esquema de la estructura de los principales hongos filamentosos respiratorios: A la izquierda, los Zigomicetes; a la derecha los Hifomicetes

Ilustraciones recomendadas:

http://www.gefor.4t.com/concurso/hongos/mucor5.jpg
http://www.saber.ula.ve/micosis/contenido/capitulo15/figuras/15-0010-de.html

http://www.saber.ula.ve/micosis/contenido/capitulo20/capitulo20D/figuras/20D-0003-de.html
http://www.saber.ula.ve/micosis/contenido/capitulo20/capitulo20D/figuras/20D-0002-de.html
http://www.gefor.4t.com/concurso/hongos/aspergillusflavus3.jpg

	Hifas	Estructuras reproductoras
Zigomicetes		
	Anchas, no septadas.	R. asexual: esporangiosporas en esporangióforos con columela. R. sexual: zigosporas.
Mucorales		
Mucor		Esporangios esféricos.
Rhizopus	Rizoide	
Entomoftorales		
Conidiobolus	Septos en hifas viejas.	Esporangióforos alargados. Zigosporas esféricas.
Basidiobolus		Esporangióforos cortos. Zigosporas cónicas.
Hifomicetes		
	Finas, septadas.	R. asexual: conidios en conidióforos.
Aspergillus		Conidióforos no ramificados, terminados en vesícula. Fiálides con forma de matraz dispuestas en una o varias series de fiálides.

Tabla 5. Características microscópicas de los principales hongos filamentosos respiratorios

4.3.2 Tinción de Gram

La tinción de Gram se podrá realizar a cualquier colonia bacteriana para ayudarnos a su identificación. *Legionella* es un bacilo gramnegativo que se tiñe débilmente con la coloración de contraste, por lo que es recomendable la utilización de fuchsina básica al 0,1% en vez de safranina en esta tinción. Tabla 6.

	Gram positivos	Gram negativos
S. pyógenes		
S. pneumoniae		
S. aureus, *A. otitidis*		
C. diphtheriae		
R. equi		
M. catarrhalis *Acinetobacter*		
N. gonorrheae		
Haemophilus *Bordetella* *B. pseudomallei*		
K. pneumoniae, Pseudomonas *S. maltophilla* *Legionella*		

Tabla 6. Morfología y afinidad por los colorantes de Gram de la mayoría de las bacterias causantes de infecciones respiratorias

4.3.3 Oxidasa

La citocromo oxidasa es una enzima de la cadena de transporte de electrones en la ruta metabólica de obtención de energía de algunas bacterias.

Consiste en añadir sobre las colonias problema descargadas sobre papel de filtro unas gotas de reactivo oxidasa (clorhidrato de tetrametil-p-fenilendiamina al 11% en agua), si aparece una coloración azul-violeta el microorganismo es oxidasa positivo, si no aparece esta coloración es oxidasa negativo. Tabla 7.
Ilustración recomendada:

http://www.mesacc.edu/~johnson/labtools/Dbiochem/oxi.jpg

4.3.4 Catalasa

La catalasa es una enzima bacteriana que desdobla el agua oxigenada en oxigeno y agua. Constituye un sistema de defensa bacteriano frente a agentes hiperoxidantes como el peróxido de hidrógeno (agua oxigenada).

Consiste en añadir sobre las colonias problema unas gotas de H_2O_2 10 vol. Si aparecen burbujas de O_2 gas el microorganismo es catalasa positiva, y si no aparecen las burbujas seria catalasa negativo. Nunca debe realizarse esta prueba en colonias sobre medios con sangre porque los eritrocitos también poseen esta actividad enzimática y podrían producirse resultados falsamente positivos. Tabla 7.
Ilustración recomendada:

http://www.mesacc.edu/~johnson/labtools/Dbiochem/cat.jpg

Catalasa positiva	Oxidasa positiva
Staphyloccus	*Pseudomonas*
A. otitidis	*Neisseria*
C. diphtheriae	*B. pseudomallei*
Acinetobacter	
R. equi	*R. equi*
M. catarrhalis	*M. catarrhalis*
Bordetella sp.	*B. pertussis, B. bronchiseptica*
Legionellla	*Legionellla*

Tabla 7. Identificaciones rápidas de enzimas bacterianos

4.3.5 Prueba de la coagulasa

Objetivo

Permite separar *S. aureus*, que posee coagulasa, de las otras especies de estafilococos que genéricamente se las denomina estafilococos coagulasa negativos.

Fundamento

S. aureus posee dos tipos de coagulasa:

- o Una endocoagulasa o coagulasa ligada o *clumping factor*, que está unida a la pared celular. Esta actúa directamen te sobre el fibrinógeno provocando la formación de coágulos o grumos cuando se mezcla una suspensión bacteriana con plasma citratado (test en lámina).

o   Una exocoagulasa o coagulasa libre que actúa mediante la activación de un factor sérico (CRF), formándose un complejo coagulasa-CRF, el cual reacciona con el fibrinógeno produciéndose un coágulo de fibrina (test en tubo).

Mientras el test en tubo es definitivo, el test en lámina nos sirve como una rápida y económica técnica de tamizaje (*screening*). Entre un 10 a 15% de las cepas de *S. aureus* se mostrarán negativas en el test en lámina, por lo cual en esos casos se hace necesario realizar un test en tubo.

Test en lámina

o   Procedimiento: se emulsionan sobre un portaobjetos una o más colonias en una gota de suero fisiológico hasta formar una suspensión lechosa. Luego se agrega, al lado, una gota de plasma citratado de conejo y se mezclan.

o   Interpretación de resultados: debe realizarse dentro de los primeros diez segundos. Un test positivo se evidencia por la formación de grumos. Los test negativos deben ser confirmados por test en tubo.

Test en tubo

o   Procedimiento: se emulsionan varias colonias en un tubo con 0,5 ml de plasma citratado de conejo. Se incuba a 35 ºC y se chequea la formación del coágulo a las 4 horas. Si es negativo se reincuba toda la noche y se procede a su lectura a las 18 horas. La lectura a las 4 horas es fundamental porque en alguna oportunidad puede suceder que las fibrinolisinas de *S. aureus* lisen el coágulo luego de 18 horas de incubación y de esta manera se produzcan un test falso negativo.

o   Interpretación de resultados: se observa la formación de un coágulo total o parcial si el test es positivo.
Ilustración recomendada:

http://medinfo.ufl.edu/year2/mmid/labimage/coag.jpg

Aglutinación con partículas de látex

o   Objetivo: permite separar *S. aureus* de otras especies de estafilococos. Es un test alternativo para detectar la presencia de la coagulasa y la proteína A.

o Fundamento: se utilizan partículas de látex cubiertas con plasma. El fibrinógeno se une al látex y detecta el *clumping factor*. Además, las inmunoglobulinas presentes en las partículas detectan la proteína A, capaz de unirse a la porción Fc de la IgG.

o La pared celular de *S. aureus* posee una proteína característica llamada proteína A. Esta tiene la habilidad de unirse a la porción Fc de las moléculas de inmunoglobulina G (IgG), y por tanto funciona como factor de virulencia, ya que interfiere con la opsonización y la ingestión de los microorganismos por los PMN, activando el complemento y dando lugar a reacciones de hipersensibilidad inmediata y tardía.

o Procedimiento: se trata de test comerciales por lo cual cada formulación tiene su procedimiento específico. Generalmente se mezcla el reactivo del test con una porción de la colonia.

o Interpretación de resultados: la formación de grumos indica un test positivo.

4.3.6 Aglutinación de estreptococos

Muchos *Streptococcus* aislados de infecciones humanas poseen antígenos específicos de naturaleza polisacárida (polisacárido C o ácidos teicoicos) que se encuentran en la pared celular. La extracción del polisacárido C por diferentes técnicas y su posterior enfrentamiento con antisueros específicos definen una serie de grupos que se denominan con letras mayúsculas a partir de la A. La utilidad de la extracción antigénica dependerá del tipo de hemólisis:

o En los estreptococos ß-hemolíticos se ha confirmado como el mejor método para su clasificación.

o En los no ß-hemolíticos, la extracción antigénica sólo es útil para la identificación de los grupos D y B.

Existen diferentes métodos para la extracción enzimática. Actualmente se utilizan métodos de extracción rápida por medio de enzimas de extracción. Luego se procede a la identificación del polisacárido por medio de técnicas de aglutinación con partículas de látex que tienen absorbido el antisuero específico. También existen en el mercado kits comerciales que utilizan técnicas de coaglutinación, como la que a continuación se describe.

Coaglutinación

Pueden usarse <u>tres diferentes procedimientos</u> para la preparación de muestras con Phadebact® Streptococcus Test.

o Cultivos primarios: a partir de 1-5 colonias ß-hemolíticas cogidas diectamente de la placa, se les hace reaccionar con una gota de cada reactivo.

o Procedimiento opcional de extracción directa de colonias: debe considerarse cuando no hay un número suficiente de colonias o se han obtenido resultados inconclusos por el Test por Cultivos Primarios. El método de extracción no debe usarse con Strep D y Strep F (se recomienda inoculación en caldo).

Se seleccionan 1-3 colonias de estreptococo ß-hemolítico del cultivo primario y se suspende en una mezcla de extractiva. Se incuba a temperatura ambiente 10-15 minutos o a 100°C un minuto. Enfrentar una gota de la solución con cada reactivo.

- o Inoculación en caldo: se toman una o más colonias de estreptococos ß-hemolíticos de la placa de cultivo, se inoculan en 2 ml de caldo de enriquecimiento y se incuban a 35-37ºC durante la noche o hasta que la turbidez sea igual a Mac-Farland 3.2 densidad estándar.

Lectura

Debe realizarse dentro de un minuto.

- o Resultado positivo: presencia de grumos visibles.
- o Resultado Negativo: la ausencia de reacción con cualquiera de los reactivos indica que la bacteria ensayada no pertenece a los microorganismos ensayados.

http://medinfo.ufl.edu/year2/mmid/labimage/phadeb.jpg

4.3.7 Sensibilidad a Optoquina

La optoquina (clorhidrato de etildihidrocupreina), es un derivado de la quinina que inhibe de forma selectiva el crecimiento de *S. pneumoniae* a muy bajas concentraciones 5 mg/ml.

Procedimiento

- o Se seleccionan 3 ó 4 colonias y se siembran en agar sangre como si fuera en reaislamiento.
- o Colocar disco de optoquina sobre la zona de la descarga y presionar el disco para que se adhiera al agar. Incubar 18-24 horas a 37ºC.

Lectura

Esta prueba es positiva si aparece un halo de inhibición mayor o igual 14mm para discos de 6mm, y 16mm para discos de 10mm.

Ilustración recomendada:

http://www.mesacc.edu/~johnson/labtools/Dbiochem/opto4.jpg

4.3.8 Sensibilidad a Bacitracina

Esta prueba puede utilizarse como diagnóstico presuntivo en la identificación de *Streptococcus pyogenes,* ya que, a diferencia de la mayoría de los estreptococos, suelen ser sensibles a bajas concentraciones de bacitracina (discos 0,04U).

Procedimiento

- o   Se seleccionan 3 ó 4 colonias y se siembran en agar sangre como si fuera en reaislamiento.
- o   Colocar disco de bacitracina sobre la zona de la descarga y presionar el disco para que se adhiera al agar. Incubar 18-24 horas a 37ºC.

Lectura

La aparición de cualquier diámetro de halo de inhibición de crecimiento alrededor del disco se considera prueba positiva.
Ilustración recomendada:

http://www.microbelibrary.org/images/nchamberlain/images/streptococcus%20pyogenes%20streptoccocus%20agalactiae%20fig1an.jpg

4.3.9 Solubilidad en bilis

Las cepas α-hemolíticas con una zona de inhibición de 9 mm a 13 mm para la optoquina deben someterse a la prueba de solubilidad en bilis para completar la caracterización e identificación.

Se basa en la capacidad de determinadas especies bacterianas de lisarse en presencia de sales biliares, las más utilizadas de las cuales son el taurocolato y el desoxicolato de sodio. Ambas provocan un descenso de la tensión superficial, que, unido a la actuación de enzimas autolíticos, destruyen la célula. El efecto de esta enzima autolítica se pone de manifiesto sobre colonias de *S. pneumoniae* crecidas en medios sólidos, en las que se aprecia una umbilicación central, y también en colonias mucoides.

Procedimiento

- o Tomar con un asa varias colonias sospechosas de una placa de agar sangre y preparar una suspensión 0,5-1,0 McFarland.

- o Dividir la suspensión en dos cantidades iguales (0,25 ml por tubo). Añadir 0,25 ml de salina a uno de los tubos y 0,25 ml de desoxicolato de sodio al 2% (sales biliares) al otro.

- o Para hacer una concentración al 2% de sales biliares, añada 0,2 g de desoxicolato de sodio a 10 ml de salina.

- o Agitar los tubos suavemente e incubarlos a 35°C– 37°C durante 2 horas.

Lectura

- o Examinar los tubos periódicamente para detectar lisis de las células en el tubo que contiene sales biliares. Si el tubo se aclara o pierde turbidez, el resultado es positivo.

- o Las cepas en las que la suspensión en el tubo se torna clara en la prueba de solubilidad en bilis deben ser notificadas como "solubles en bilis".

- o Las cepas para las cuales la turbidez en el tubo de control de salina permanece igual, deben ser notificadas como negativas para la solubilidad en bilis (o "insoluble en bilis" o "resistente a la bilis").

4.3.10 Requerimientos de factores X, V, XV

H. influenzae es un microorganismo fastidioso que requiere medios de cultivo que contengan hemina (factor X) y dinucleótido de adeninnicotinamida (DAN y factor V) para crecer.

Los requerimientos de factores de crecimiento pueden identificarse con discos o tiras de papel (utilizando los principios de la difusión en agar) o utilizando placas comerciales (que contienen cuatro tipos de medios con factores X y V, y sin ellos). Describiremos el método de difusión.

Procedimiento

- o Inocular una placa de agar de soja base triptona o agar caldo infusión de corazón (ambos sin factores X, V y XV), con las colonias sospechosas de un cultivo reciente.

- o Las tiras o discos de papel que contienen factores X, V y XV se colocan en la placa inoculada. Incubar en CO_2 durante 18–24 horas a 35°C.

Lectura

- o *H. influenzae* solo crecerá alrededor del disco XV (que contiene ambos factores X y V).
- o *H. parainfluenzae* crecerá alrededor de los discos V y XV.

Ilustración recomendada:

http://www.microbiologyinpictures.com/bacteria%20photos/haemophilus%20influenzae%20photos/HAIN22.html

4.3.11 Test de filamentación

Se realiza en aquellas colonias que han crecido en Agar Sabouraud, para identificar las especies de Cándida albicans, que tienen la facultad de producir tubos germinativos.

Procedimiento

- o Emulsionar una porción de la colonia aislada en 0.5 ml de suero humano.
- o Incubar a 35ºC durante 2h.
- o Depositar una gota de la emulsión sobre un portaobjetos limpio y desengrasado, colocar un cubreobjetos y visualizar a x400.

Lectura

La prueba es positiva si se visualizan tubos germinales. Se trata de una extensión filamentosa de la levadura, sin estrechamiento en su origen, cuyo ancho suele ser la mitad de la célula progenitora y su longitud tres o cuatro veces mayor que la célula madre.
Ilustración recomendada:

http://www.telmeds.org/wp-content/uploads/2009/09/candida_merckmedicus.jpg

Falsos negativos:

- o Aproximadamente un 5% de cepas de *C. albicans* son negativas para tubos germinales.

- o Si se utiliza un inóculo demasiado abundante de levaduras, también pueden obtenerse falsos resultados negativos.

4.3.12 Sistemas comerciales multipruebas

Existen en el mercado numerosos sistemas o equipos multipruebas bioquímicas con el fin de conseguir una mayor rapidez en la identificación de algunas bacterias. Estos sistemas pueden ser manuales o estar automatizados.

Sistemas comerciales manuales o galerías multipruebas.

Se trata de celdillas aisladas con un sustrato liofilizado que se inoculan individualmente y que permiten realizar simultáneamente entre 10 y 50 pruebas bioquímicas. Los resultados de las pruebas se expresan de forma numérica (los resultados de las pruebas se agrupan de tres en tres, de manera que el resultado de cada trío de pruebas queda reducido a un dígito). Cada especie está definida por un código numérico, resultado de la codificación de las reacciones a las pruebas que se hubieran utilizado. Para codificar el dígito de un trío de pruebas se establece el siguiente sistema:

- o Si una prueba es negativa se asigna un valor 0 a la prueba.

- o Si la primera prueba es positiva se asigna un valor de 1.

- o Si la segunda prueba es positiva se asigna un valor de 2.

- o Si la tercera prueba es positiva se asigna un valor de 4.

El código numérico se obtiene sumando los valores de las tres pruebas. Los límites inferior y superior del código son 0 y 7 respectivamente. Ante un microorganismo problema, se busca el código numérico y se comprueba a qué bacteria pertenece. Algunos de los sistemas comerciales disponibles en el mercado son: API (bioMérieux), Enterotube (BBL), Oxi/Ferm Tube (BD), RapID systems y MicroID (Remel), Biochemical ID systems (Microgen), etc.

Sistemas comerciales automatizados.

Hay en el mercado galerías multipruebas, como las descritas en el apartado anterior pero cuya inoculación, incubación y lectura se efectúan de modo automatizado. También hay paneles en los que además de encontrarse los sustratos para el desarrollo de pruebas bioquímicas, se encuentran diversos antimicrobianos a distintas concentraciones, con lo que se realiza simultáneamente la identificación y antibiograma del microorganismo objeto de estudio. Existen distintos paneles para distintos grupos de microorganismos. La inoculación y la lectura de estos paneles se suele hacer de forma automática, incorporándose los datos obtenidos en un ordenador, el cual proporciona con un índice alto de fiabilidad, la identificación del microorganismo. Algunos de los sistemas de paneles comerciales disponibles de uso más extendido son: MicroScan, Vitek, ATB, Pasco, Wider, Phoenix, etc.

A continuación se detallan los sistemas manuales API para los agentes etiológicos de las infecciones respiratorias, por su extensiva aplicación en los laboratorios de rutina de Microbiología.

Api NH

Esta prueba nos permite la identificación definitiva de las colonias que han crecido en Agar Chocolate, Thayer Martin o similares y que en la tinción de gram presentan aspecto de diplococo o cocobacilo gramnegativo.

El Api NH banda consta de 10 microtubos que contienen sustratos deshidratados que permiten el desempeño de las 12 pruebas de identificación (reacciones enzimáticas o de fermentación de azúcar), así como la detección de una penicilinasa (especial interés en *Haemophilus influenzae, Haemophilus parainfluenzae, Branhamella catarrhalis (Moraxella catarrhalis)* y *Neisseria gonorrhoeae*). Las reacciones se producen durante la incubación dando lugar a cambios de color espontáneos o bien tras la adición de reactivos. Después de un período de incubación de 2 horas a una temperatura de 35-37 o o C, la lectura de las reacciones ese realiza visualmente y la identificación se obtiene mediante la consulta de la lista de perfiles.

PEN	La Penicilasa actúa sobre la Penicilina G.
ODC	La Ornitina descarboxilasa actúa sobre la ornitina y se forman CO_2 y aminas.
URE	La ureasa hidroliza la urea liberando amoniaco que forma carbonato de amonio.
LIP	La lipasa actúa sobre al 5-bromo-3-indoxilocaprato.
PAL	La fosfatasa alcalina actúa sobre la para-nitrofenil fosfato de 2CHA.
ß-GAL	La ß galactosidasa actúa sobre la para-nitro-fenil BD-galactopiranósido.
ProA	La arilmidasa prolina hidroliza la prolina-4-metoxinaftilamida ß.
GGT	La ɣglutamil transferasa actúa sobre la ɣ-glutamil-4-metoxinaftilamida ß.
IND	La triptofanasa hidroliza y desamina el triptófano con producción del indol, ácido pirúvico y amoniaco. El reactivo de Kovacs reacciona con el indol.
Azúcares	De la fermentación de los azúcares se liberan ácidos.

Procedimiento (Tabla 8)

- o   Abrir una ampolla de Medio NaCl 0,85% (2 ml) con el protector de ampolla.

- o   Con el uso de un hisopo, recoger algunas colonias bien aisladas y preparar una suspensión con una turbidez equivalente a 4 McFarland, asegurándose de que esté bien mezclado.

- o   Distribuir la suspensión bacteriana preparada en las cúpulas, evitando la formación de burbujas (inclinar la tira ligeramente hacia delante y coloque la punta de la pipeta en el lado de la cúpula).

    - o   Llene el tubo de la parte de los primeros 7 microtubos (PEN a URE): alrededor de 50 microlitros.

- o   Llene el tubo y la cúpula de los últimos 3 microtubos LIP / Proa, PAL / GGT, βGAL / IND: cerca de 150 l, evitando la formación de un menisco convexo.

- o   Cubra las primeros 7 pruebas (PEN a URE) con aceite mineral (pruebas subrayadas). La calidad de la obturación es muy importante: los tubos que no están suficientemente o excesivamente llenos pueden causar que los resultados sean falsos positivos o falsos negativos. Cierre la caja de incubación.

- o   Se incuba durante 2 horas a 35-37ºC en condiciones aerobias.

Lectura (Tabla 8)

- o   Tenga en cuenta todas las reacciones espontáneas (PEN a βGAL).

- o   Añada 1 gota de reactivo B ZYM para microtubos 8 y 9: LIP / Proa y PAL / GGT.

- o   Añada 1 gota de reactivo a JAMES microtubo 10: βGAL / IND.

- o   Espere 2 minutos y luego leer las reacciones y registrarlo en la hoja de resultados.

    - o   Si la reacción es positiva LIP (pigmento azul), interpretar la reacción de ProA como negativas, si el reactivo B ZYM se ha añadido o no.

    - o   Si, después de un período de incubación de 2 horas, varias reacciones (fermentación, penicilinasa) están en duda, volver a incubar la banda durante 2 horas y leer las reacciones de nuevo (las pruebas enzimáticas no se deben volver a leer en este caso).

	PEN	GLU	FRU	MAL	SAC	ODC	URE	LIP	PAL	βGAL
+	azul	amarillo	amarillo	amarillo	amarillo	azul	rosa	azul pp.	amarillo	amarillo
-	amarillo	rojo	rojo	rojo	rojo	amarillo	amarillo	incoloro	incoloro	incoloro
								ProA	GGT	IND
							+	amarillo	amarillo	rojo
							-	incoloro	incoloro	incoloro

Tabla 8. Api NH

Api Coryne

La galería API CORYNE es un sistema estandarizado para la identificación en 24 horas de bacterias corineformes, utilizando ensayos miniaturizados.

El sistema api coryne está compuesto por una galería de 20 microtubos (cúpula y tubo) que contienen substratos deshidratados para la detección de actividades enzimáticas o de fermentación de azúcares. Los ensayos enzimáticos se inoculan con una suspensión densa que rehidrata los substratos enzimáticos, las reacciones que se producen mediante la incubación se traducen en cambios de color, bien espontáneos o bien mediante la adición de reactivos.

Después de la incubación de la galería, la lectura de estas reacciones se lleva a cabo con una tabla de identificación.

NIT	Reducción de Nitrato a Nitrito: se añade ácido sulfanílico y α-naftilamina.
PIZ	Pyrazinamidasa
PyrA	Pyrrolidonyl arylamidasa
PAL	La fosfatasa alcalina actúa sobre la para-nitrofenil fosfato de 2CHA.
ß-GUR	ß Glucuronidasa
ß-GAL	ß Galactosidasa
α-GLU	α Glucosidasa
BNAG	N-acetil-b glucosaminidasa
ESC	La esculina es hidrolizada por la β Glucosidasa.
URE	Ureasa
GEL	La gelatina es hidrolizada por una proteasa.
O	Control de la fermentación de azúcares.
Azúcares	De la fermenetación de los azúcares se liberan ácidos.
CAT	La catalasa hidroliza el H_2O_2 en H_2O y O_2 gas.

Procedimiento (Tabla 9)

- o Abrir una ampolla de API Suspension Medium.

- o Con la ayuda de un escobillón recoger el cultivo previamente preparado, y se realiza una suspensión de 6 de Mc Farland.

- o Se rellenan los 11 primeros ensayos desde el pocillo NIT a GEL.

- o El ensayo GEL se llena completamente, es decir el tubo y la cúpula.

- o El ensayo URE se llena solamente el tubo.

- o Para los últimos 9 test de la tira, transferir el resto de la suspensión bacteriana a una ampolla de API Suspension Medium. Mezclar bien.

- o Distribuir la nueva suspensión dentro de los tubos solo para los test del O al GLYG.

- o Los ensayos marcados con una raya como son URE Y GLYG en la cúpula llevan aceite de parafina.

- o A continuación incubar 24 horas en aerobiosis.

	NIT	PYZ	PyrA	PAL	ßGUR	ßGAL	αGLU	BNAG	ESC	URE	GEL
+	Rojo	Marrón	Naranja	Púrpura	Azul	Púrpura	Púrpura	Marrón	Negro	Rosa	Difusión
-	Sin color	Sin color	Sin color	Sin color	Sin color	Sin color	Sin color	Sin color	Sin color	Amarrillo	No Difusión

	O	GLU	RIB	XYL	MAN	MAL	LAC	SAC	GLYG	CAT
+	Amarillo	Amarillo	Amarillo	Amarillo	Amarillo	Amarillo	Amarillo	Amarillo	Amarillo	Burbujas
-	Rojo	Rojo	Rojo	Rojo	Rojo	Rojo	Rojo	Rojo	Rojo	No Burbujas

Tabla 9. Api Coryne

Lectura (Tabla 9)

- o Ensayo NIT: añadir 1 gota de NIT 1 Y NIT 2.
- o Ensayo PYZ: añadir 1 gota de PYZ.
- o Ensayo PyrA, PAL, ßGUR, ßGAL, αGLU, BNAG: añadir 1 gota de ZYM A Y 1 gota ZYM B.

Esperar 10 minutos. Leer las reacciones consultando las tablas de identificación. La identificación definitiva se obtiene a partir de un perfil numérico.

Api 20 A

Esta prueba nos permite la identificación definitiva de las colonias que sólo han crecido en los medios de cultivo anaerobios.

La prueba está compuesta por 20 microtubos que contienen sustratos deshidratados. Estos se inoculan con una suspensión bacteriana que reconstituye los sustratos. Las reacciones que se producen durante la incubación se traducen en cambios de color, espontáneos o provocados mediante la adición de reactivos.

IND	La triptofanasa hidroliza y desamina el triptófano con producción del indol, ácido pirúvico y amoniaco. El reactivo de Kovacs reacciona con el indol.
URE	La ureasa hidroliza la urea liberando amoniaco que forma carbonato de amonio.
ESC	La esculina es hidrolizada por la β Glucosidasa.
GEL	La gelatina es hidrolizada por una proteasa.
Azúcares	De la fermentación de los azúcares se liberan ácidos.
CAT	La catalasa hidroliza el H_2O_2 en H_2O y O_2 gas.

Procedimiento (Tabla 10)

- o Abrir la ampolla de Api 20A Medium.
- o Inocular las colonias puras obtenidas en el Agar Brucella, con una torunda, en la ampolla de Api 20A Medium. Alcanzar una turbidez ≥3 McFarland.

- o Para mantener cierta anaerobiosis conviene evitar la introducción de aire durante la homogenización del inóculo.

- o Con una pipeta Pasterur estéril, inocular la galería con la suspensión obtenida (evitando la formación de burbujas al inclinar ligeramente la galería).

- o Para la prueba GEL, llene completamente toda la cúpula.

- o Para la prueba IND, terminar de llenar la cúpula en aceite mineral para evitar la evaporación. Incubar en anaerobiosis a 36ºC, hasta 48.

Lectura (Tabla 10)

- o El púrpura bromocresol (BCP) de cada una de las cúpulas puede resultar asimilado por la bacteria en algunos pocos casos. Si es así agregue una gota de BCP a los tubos que contengan carbohidratos y estén incoloros.

- o Prueba de IND. Agregar gota de xilol. Mezclar y esperar 3 minutos. Luego agregar una gota de reactivo de EHR. Leer 5 minutos después.

- o De acuerdo con los resultados obtenidos, obtenga el perfil numérico y proceda a identificar la bacteria.

	IND	URE	AZÚCARES	GEL	ESC	AZUCARES	CAT
+	Rojo	Rojo	Amarillo	Difusión	Marrón	Amarillo	Burbujas
-	Amarillo	Amarillo	Rojo	No Difusión	Amarillo	Rojo	No Burbujas

Tabla 10. Api 20 A

Api C AUX

Se trata del sistema de identificación definitivo de levaduras. Se realiza en aquellas colonias que han crecido en la placa de sabouraud y el test de fermentación ha resultado negativo.

Procedimiento

La galería Api 20 c AUX se compone de 20 cúpulas que contienen substratos deshidratados y permiten realizar 19 ensayos de asimilación. Las cúpulas se inoculan con un medio semi agar y las levaduras crecen solamente si son capaces de utilizar el substrato correspondiente. Las lecturas se efectúan por comparación con los testigos de crecimiento.

Se reúne fondo y tapa de la galería y humedecer el fondo con 5ml de agua destilada para crear una atmosfera húmeda se introduce la galería en la cámara de incubación y procedemos a preparar el inóculo. Se abre una ampolla de api NACL 0,85% médium, y se prepara una suspensión de levaduras con una turbidez 2 de Mcfarland (esta suspensión debe ser preparada justo después de su preparación), a continuación se llenan las cúpulas evitando la formación de burbujas, volver a cerrar la cámara de incubación e incubar de 48 a 72 horas a 30ºC.

Lectura

Pasado el tiempo de incubación, observar el crecimiento, de forma que con una mayor turbidez que la del control nos indicaría una reacción positiva que se anota en la hoja de resultados. La identificación se obtiene a partir de un perfil numérico.

4.3.13 Aglutinación de legionella: Legionella Latex Test Kit®

El método consiste en una reacción antígeno-anticuerpo mediante una aglutinación en porta, utilizando como reactivo partículas de látex azul sensibilizadas con anticuerpos específicos que aglutinan visiblemente en presencia de antígenos de la pared celular de *Legionella*, tras un minuto de contacto. Permite la diferenciación de *L. pneumophila* serogrupo 1, *L. pneumophila* serogrupos 2 a 14 y *Legionella spp*. que incluye otras 7 especies diferentes. La aglutinación se puede realizar directamente de colonias o preparando una suspensión bacteriana en solución salina 0,85%.

Procedimiento

- o Atemperar los reactivos de látex y las tarjetas de reacción.

- o Dispensar 1 gota de cada reactivo de látex sobre 4 círculos de la tarjeta de reacción, en el borde del pocillo.

- o Añadir a cada pocillo 1 gota de tampón diluyente, en el borde del pocillo. No mezclar con el reactivo de látex en este punto.

- o Recoger una pequeña cantidad de crecimiento bacteriano (o una colonia) y emulsionar suavemente con el tampón de dilución (se recomienda una suspensión ligera).

- o Mezclar suavemente con el látex cubriendo toda el área del pocillo.

- o Repetir los puntos 4 y 5 para cada reactivo de látex.

- o Rotar la tarjeta de reacción suavemente, durante 1 min.

Lectura

- o Se considera un resultado positivo cuando aparece aglutinación visible (no emplear lupa para la lectura) de las partículas de látex azul en menos de 1 min. de contacto, y no hay aglutinación con el látex control. Una reacción positiva indica que se han detectado los antígenos específicos *L. pneumophila* serogrupo 1, de *L. pneumophila* serogrupos 2 a 14, ó de *Legionella spp.*

- o Se considera un resultado negativo cuando no aparece aglutinación visible con los reactivos de látex y tampoco hay aglutinación con el látex control, tras 1 min. de contacto. Una reacción negativa indica que no se han detectado los antígenos específicos contenidos en el reactivo de látex.

- o Se considera un resultado no interpretable cuando aparece aglutinación con el látex control, lo que indica que el cultivo es autoaglutinable.

Limitaciones del procedimiento

- o Según el fabricante, se puede dar reacción cruzada entre los serogrupos 1 y 9 de *L. pneumophila*, por lo que algunas cepas podrían presentar aglutinación con ambos reactivos de látex.

- o Los cultivos envejecidos pueden producir reacciones filamentosas que dificultan la interpretación de los resultados.

- o La aglutinación con partículas de de látex se considera una identificación presuntiva, que puede ser útil cuando se identifican colonias procedentes de muestras de agua, pero que, en el caso de la investigación de un brote, requiere una confirmación por otro método, como el que se describe a continuación.

- o Un resultado negativo con todos los reactivos de látex no excluye que el cultivo pertenezca al género *Legionella*, ya que los reactivos de látex no incluyen los serogrupos 15 y 16 de *L. pneumophila*, ni las restantes 40 especies.

4.3.14 Test del iodo-nitro-trifenil-tetrazolio (INT)

La confirmación de la especie de *M. pneumoniae* se basa en la capacidad para reducir el INT, que es incoloro, a rojo formazán. La prueba, se realiza inundando las colonias con 2 ml de una solución al 0,21% de INT e incubando la placa a 37ºC durante 20-60 minutos, al cabo de los cuales las colonias aparecerán teñidas de color rojo granate.

4.4 Antibiogramas

El antibiograma define la actividad *in vitro* de un antibiótico frente a un microorganismo determinado y refleja su capacidad para inhibir el crecimiento de una bacteria o población bacteriana. Por el momento no existe un método universal que reproduzca las condiciones en las que se encuentra un microorganismo produciendo una infección y, por tanto, la situación ideal en las que deben desarrollarse las pruebas de sensibilidad. En este manual describimos los métodos básicos más utilizados y aceptados para el estudio de la sensibilidad, así como los criterios para su interpretación, según recomendaciones del *Clinical and Laboratory Standards Institute* (CLSI).

A continuación se detallan los métodos de mayor aplicación en los laboratorios de rutina de microbiología, y adaptados a los agentes etiológicos de las infecciones respiratorias.

	Difusión en disco: Kirby-Bauer		Difusión en tiras: E-test		Micro-dilución en caldo	Dilución en agar	
Método							
Muestra	Cultivo puro de bacterias no exigentes.		Muestras primarias. Cultivo puro de bacterias exigentes.		Cultivo puro de bacterias no exigentes.	Aislamientos de bacterias exigentes, vg: anaerobias.	
			3-5 colonias: (Incubar en Medio liq) 0.5 Mf.				
Medio	Sólido en placa: Mueller-Hinton		Sólido en placa: Mueller-Hinton o específicos.		Caldo en pocillos: Mueller-Hinton y modificaciones.	Sólido en placa: Mueller-Hinton o específicos.	
Siembra	Masiva. 5´reposo.		Masiva. 15´reposo.		5×10^4 UFC/pocillo	1 gota: Aerobios: 10^4 UFC Anaerobios: 10^5 UFC Replicador Steers	
Antibiótico	1 Disco: 1 concentración No dilución		1 Tira: 15 diluciones		(1 pocillo / 1 concentración) x n diluciones	(1 placa / 1 concentración) x n diluciones	
	Discos (Nº)	Placa (mm)	Tiras (Nº)	Placa (mm)	Diluciones seriadas	Med Atb 20 ml 19:1 medio: atb	Placa 90 mm
	≤6	100	1	100			
	≤12	150	6	150			
Lectura							
	Comparación halos inhibición con CLSI-NCCLS: S / I / R Cualitativo		Intersección inhición con tira: Aprox. CMI Semi-cuantitativo		CMI Cuantitativo	CMI y CMB Cuantitativo	
Aplicación							
Ventaja	Sencillez Barato		Sencillez		Automatizado	Exactitud De referencia	
Incon-veniente	No CMI		Sólo aprox. a CMI		Poco flexible Caro	Laborioso	

Tabla 11. Distintos métodos de estudio de la sensibilidad bacteriana a los antibióticos

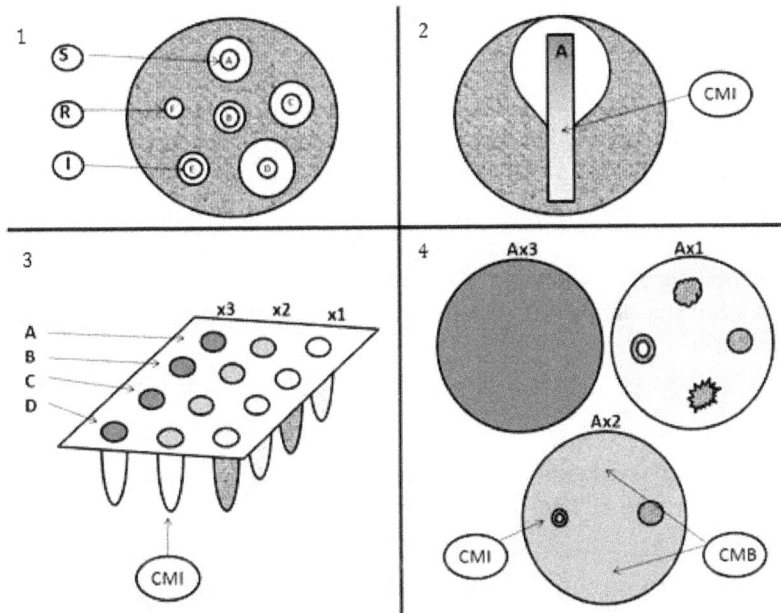

Ilustración 5. Distintos métodos de estudio de la sensibilidad bacteriana a los antibióticos:

1) Difusión en discos. A-F son los antibióticos con sus halos de inhibición, según los cuales la bacteria sembrada es Sensible (S), Resistente (R) o Intermedia (I).

2) Difusión en tira. A es el antibiótico de concentración creciente hacia arriba. La Concentración Mínima Inhibitoria (CMI) corresponde al punto de intersección del halo de inhibición con la tira, la bacteria sembrada es sensible a partir de esa concentración.

3) Microdilución en caldo. A-D son los antibióticos a distintas diluciones (x3, x2, x1) sobre los que se ha inoculado una bacteria. La CMI corresponde al primer pocillo del panel en que no se observa crecimiento bacteriano.

4) Dilución en agar. A es el antibiótico que se ha diluído a distintas concentraciones en cada placa (x3, x2, x1). Posteriormente se han sembrado varias bacterias en cada placa. La CMI es la concentración que impide el desarrollo de la colonia, y la Concentración Mínima Bactericida (CMB) es la que produce la muerte bacteriana.

4.4.1 Antibiograma de muestras primarias

Está indicado para muestras respiratorias (aspirado traqueal, broncoaspirado, secreciones bronquiales, lavado broncoalveolar, cepillo telescopado), de pacientes con neumonía asociada a ventilación mecánica. Para conocer el perfil de sensibilidad a antibióticos en las primeras 18-24 h y poder instaurar cuanto antes la terapia antimicrobiana.

Método: Epsilon-test directo

Se prepara una suspensión 0,5 Mc farland a partir de la muestra, mojamos un escobillón estéril y se procede a sembrar el inóculo en masivo en placa de Muller-Hinton: deslizar el escobillón por la superficie del agar tres veces, rotando la placa unos 60º cada vez y pasándola por último por la periferia del agar para conseguir una siembra uniforme. Dejar absorber el inóculo de 10 a 15 minutos.

A continuación se colocan las tiras E-test sobre su superfice, orientadas hacia arriba y con la concentración máxima cercana al extremo de la placa de petri.

Se utilizarán los siguientes antimicrobianos, salvo que el microbiólogo considere la necesidad de incluir otros antibióticos adicionales: Oxacilina, Tobramicina ó Amikacina, Ciprofloxacino, Ceftazidima ó Cefepima, Imipenem, Piperacilina/Tazobactam. Se incubarán las placas a 35ºC durante 18-24 horas.

Lectura

Después de la incubación se puede observar una zona de inhibición elipsoidal y simétrica. La CMI para cada antibiótico será el valor obtenido en el punto en el que el extremo de inhibición intersecciona con la tira.

4.4.2 Antibiograma de anaerobios

No se recomienda realizar, de una forma rutinaria, ensayos de sensibilidad a todos los aislamientos de bacterias anaerobias.

Método

Dilución en agar. Permite estudiar la sensibilidad de muchas bacterias a la vez.

A partir de un cultivo en placas de agar Brucella enriquecido para anaerobios, se suspenden de 3 a 5 colonias en un caldo de tioglicolato, que se incuba entre 6 y 24 horas o hasta que alcance una turbidez adecuada. La turbidez se ajusta a 0,5 McFarland mediante la adición de caldo *Brucella*.

La inoculación en la superficie del agar se hace con la ayuda de un replicador de Steers. El inóculo final para anerobios debe ser, aproximadamente, de 10^5 UFC por punto de inoculación. Se recomienda, tanto al principio como al final de cada serie, inocular dos placas control sin antibiótico, una se incuba en una atmósfera con un 5% de CO_2 y la otra en anaerobiosis, durante 42-48 horas, con el fin de comprobar la viabilidad y pureza del inóculo. Se debe empezar a inocular siempre por la concentración más pequeña de cada antibiótico. Incubar 42-48 horas en anaerobiosis a 35-37ºC.

Lectura

La Concentración Mínima Inhibitoria se considera como aquella concentración de antibiótico en la que se observa una reducción marcada en el crecimiento de la bacteria al compararlo con el crecimiento de la placa control, como es el cambio a una fina película, o a numerosas colonias pequeñas, o bien a una o varias colonias de tamaño normal.

4.4.3 Antibiograma de Streptococcus

Método

Difusión con discos en agar.

Se prepara una suspensión 0.5 Mc farland, se moja un escobillón estéril y se procede a sembrar el inóculo en masivo, en placa de Muller-Hinton suplementado con 5% de sangre de carnero. Dejar secar de 3 a 5 minutos antes de depositar los discos de los antibióticos seleccionados en cada laboratorio de Microbiología. Se incuban las placas en atmosfera CO_2 de 16- 20 horas.

Lectura

Medir los halos de inhibición del crecimiento alrededor de los discos de antibióticos en milímetros, y compararlos con las sensibilidades establecidas en las Normas CLSI - NCCLS. (Tablas 12 y 13).

Antibiótico	Carga Microgramos	Resistente ≤ mm	Intermedio mm	Sensible ≥ mm
Clindamicina	2	15	16-18	19
Cloranfenicol	30	20	-	21
Eritromicina	15	15	16-20	21
Rifampicina	5	16	17-18	19
Penicilina	1 (Oxacilina)	-	-	20
Vancomicina	30	14	15-16	17

Tabla 12. Interpretación de sensibilidades para S. pneumoniae

Antibiótico	Carga	Resistente ≤ mm	Intermedio mm	Sensible ≥ mm
Cefotaxima	30 microgr.	14	15-23	24
Ceftriaxona	30 microgr	13	14-23	24
Penicilina G	10 U	14	15-23	24
Tetraciclinas	30 microgr.	18	19-22	23
Vancomicina	30 microgr.	14	15-16	17

Tabla 13. Interpretación de sensibilidades para Streptococcus beta hemolíticos

4.4.4 Antibiograma de gonococos

Método

Difusión con discos en agar.

Se prepara una suspensión 0,5 Mc farland, con, se moja escobillón estéril y se procede a sembrar el inóculo en masivo, en placa de agar chocolate. Se colocan sobre la placa los antibióticos seleccionados en cada laboratorio de Microbiología. Se incuban las placas en atmosfera CO_2 de 16- 20 horas.

Lectura

Medir los halos de inhibición del crecimiento alrededor de los discos de antibióticos en milímetros, y compararlos con las sensibilidades establecidas en las Normas CLSI - NCCLS. (Tabla 14).

Antibiótico	Carga	Resistente ≤ mm	Intermedio mm	Sensible ≥ mm
Penicilina G	10 U	26	27-46	47
Ceftriaxona	30 microgr	13	14-34	35
Tetraciclina	30 microgr.	30	31-37	38
Ciprofloxacino	5 microgr	27	28-40	41

Tabla 14. Interpretación de sensibilidades para N. gonorrheae

4.4.5 Antibiograma de Haemophilus

Método y procedimiento

Se prepara una suspensión 0.5 Mc farland, se moja el escobillón y se siembra el inóculo en masivo, en placa de Haemophilus test médium o HTM (Mueller Hinton suplementado con factor X, factor V y extracto de levadura). Seleccionamos los antibióticos específicos del género a los que enfrentar la cepa y se colocan los discos sobre la placa. Se incuba en atmosfera CO_2 de 16- 20 horas.

Lectura

Igualmente hacer la lectura según las Normas CLSI - NCCLS. (Tabla 15).

Antibiótico	Carga microgramos	Resistente ≤ mm	Intermedio mm	Sensible ≥ mm
Ampicilina	10	18	19-21	22
Amox+Clav	20/10	19	-	20
Cefuroxima	30	16	17-19	20
Cefpodoxime	10	17	18-20	21
Claritromicina	15	10	11-12	13
Aztreonam	30	15	16-21	22
Cloranfenicol	30	25	26-28	29
Ciprofloxacino	5	15	16-20	21

Tabla 15. Interpretación de Sensibilidades para Haemophilus

4.4.6 Panel de Gramnegativos

Los paneles gram negativos están diseñados para determinar la sensibilidad a antimicrobianos y/o la identificación a nivel de especie de bacilos gram negativos aerobios y anaerobios facultativos.

Después de la inoculación y rehidratación con una suspensión estandarizada del microorganismo e incubación a 35ºC un mínimo de 16 horas, la concentración mínima inhibitoria (CIM) para el microorganismo se determina observando la concentración más baja de antimicrobiano que muestra inhibición del crecimiento.

Método

Microdilución en caldo. Turbidez del inóculo estandarizada 0.5 Mc Farland.

Preparación del inóculo

La técnica de turbidez estandarizada se recomienda para la inoculación directa de todos los bacilos aerobios gram negativos.

- o Usando una torunda esterilizada o asa bacteriológica, tocar superficie de colonias 4-5 grandes ó 5-10 pequeñas, morfológicamente similares, bien aisladas y procedente de una placa de agar no selectivo de 18-24 horas.

- o Mezclar con 3ml de agua para inóculo debe de ser esterilizada y destilada, la turbidez debe ser equivalente a 0,5 Mc Farland.

- o Agitar la suspensión.

- o Con la ayuda de una pipeta se transfiere 0,1 ml de esta suspensión en 25 ml de agua para inóculo con PLURONIC y mezclar.

Inoculación del panel

La inoculación del panel se realiza usando el sistema RENOK, debiendo lograrse una concentración final de 3-7 x 10 CFU/ml, para verificar la integridad del microorganismo, se puede hacer la prueba de pureza en placa agar maconkey y se deja incubar hasta el día siguiente, si en la placa crecen dos o más colonias habría que repetir el proceso.

Antes de incubar el panel cubrir los pocillos que están subrayados con 3 gotas de aceite mineral. Incubar el panel de 16-20 horas a 35ºC sin CO_2.

Revelado panel después de la incubación

- o Se añade una gota pocillo NIT (REACTIVO NIT 1 Y NIT 2), la reducción de Nitrato a Nitrito se detecta por la formación de un color rojo, de forma de los estreptococos son nitrato negativos mientras que la mayoría de los estafilococos son nitrato positivos.

- o Igualmente se añade 1 gota en el pocillo VP (REATIVO VP1 Y VP2) VOGES-PROSKAUER, la reacción daría como resultado color rojo. Las especies que llevan a cabo la fermentación butanodiólica de la glucosa aumentan la acetoína en el medio. Cuando se añade alfanaftol en medio alcalino (KOH), la acetoína se convierte en diacetilo que reacciona formandose un color rojo.

- ○ Se añade al pocillo TDA 1 gota. Si la bacteria tiene la triptófanodesaminasa, transformará el triptófano en indolpirúvico y amoniaco. El cloruro férrico, en caso de que haya ácido indolpirúvico originará una coloración pardo-rojiza.

- ○ Se añade al pocillo IND 1 gota. Existen bacterias que producen triptofanasa que convierte el triptófano en indol. La presencia de indol se ensaya añadiendo dimetilaminobenzaldehído.

Lectura

Se realiza de forma automática en el equipo autoSCAN®-4 System.

4.4.7 Panel de Grampositivos

Los paneles positivos microScan están diseñados para determinar la sensibilidad a agentes antimicrobianos y/o la identificación a nivel de especie de aerobios facultativos de crecimiento rápido y de cocos gram positivos, algunos cocos aerobios exigentes gram positivos y Listeria monocytogenes.

Método, preparación del inóculo e inoculación del panel

Igual que para los Gramnegativos. Únicamente, en la inoculación del panel, la prueba de pureza se ha de hacer en placa de agar sangre.

Revelado panel después de la incubación

- ○ Se añade una gota pocillo NIT (REACTIVO NIT 1 Y NIT 2), la reducción de Nitrato a Nitrito se detecta por la formación de un color rojo.

- ○ Igualmente se añade 1 gota en el pocillo VP (REATIVO VP1 Y VP2) VOGES-PROSKAUER, la reacción daría como resultado color rojo.

- ○ Se añade una gota de reactivo PYR la reacción de la peptidasa daría lugar a una reacción de color rojo. *S.pyogenes* y *Enterococcus* poseen la capacidad de hidrolizar el substrato PYR (pirridonil ß-naftilamida) debido a que poseen la enzima l-piroglutamil aminopeptidasa.

Lectura

Se realiza de forma automática en el equipo autoSCAN®-4 System.

4.5 Cultivos víricos

A) Torunda o tubo en medio para virus, con muestras respiratorias

4.5.1 Virus de la Gripe

Los virus de la gripe son capaces de replicarse en diferentes líneas celulares primarias, diploides o continuas, aunque la susceptibilidad a la infección es baja en la mayoría de ellas.

La línea celular más comúnmente utilizada son las células Madin Darby de riñón de perro (MDCK):

o   Las líneas celulares inoculadas con las muestras respiratorias de los pacientes se incuban a 33-35ºC en presencia de tripsina para asegurar la activación proteolítica de los virus, durante 4-7 días.

o   La identificación de la existencia de crecimiento del virus sobre la monocapa de células se realiza de modo convencional mediante la observación del efecto citopático causado sobre ellas, que consiste en la aparición de células degenerativas y redondeadas que se desprenden de la monocapa.

o   La caracterización del virus aislado se efectúa por inmunofluorescenia mediante la utilización de anticuerpos monoclonales. En ocasiones el efecto citopático es difícil de apreciar por lo que es necesario disponer de otros métodos para identificar el crecimiento vírico en los cultivos celulares, como son la hemaglutinación, la hemadsorción o la detección de antígenos víricos utilizando técnicas de inmunofluorescencia.

Una de las principales limitaciones del aislamiento de los virus de la gripe es el tiempo necesario de crecimiento e identificación en cultivo celular. Existen varios métodos capaces de detectar la presencia de los virus de la gripe de modo más precoz, entre uno y tres días después de la inoculación de la línea celular y antes de la aparición del efecto citopático. El más comúnmente utilizado es el Shell vial:

o   Las muestras son directamente centrifugadas sobre la monocapa celular para facilitar la adherenia y penetración vírica.

o   Posteriormente, a las 24-48 horas se detecta la presencia de proteínas víricas mediante inmunofluorescencia.

Los virus de la gripe también pueden aislarse tras inocular la muestra en la cavidad alantoidea de huevos de gallina embrionados, ya que estos virus se replican profusamente en las células de la cavidad alantoidea del huevo. Los virus de la gripe C, sin embargo, solamente crecen en la cavidad amniótica de los embriones de pollo.

o   Los huevos inoculados se incuban a 33-35ºC durante tres días para los aislados de virus de la gripe procedentes de mamíferos, y a 37ºC para los aislados aviares de virus de la gripe A.

o Una vez finalizada la incubación, se deben analizar por hemaglutinación los fluidos amniótico y alantoideo en busca de la presencia de actividad vírica.

4.5.2 Otros virus

De forma esquemática se representan otros medios de cultivo para el resto de los virus del tracto respiratorio: virus sincicial respiratorio (VRS), metapneumovirus humano (hMPV), parainfluenza, adenovirus y rinovirus. (Tabla 16).

Virus respiratorio	Tipo de línea celular	Observación de efecto citopático
VRS	Hep-2 glutamina en mantenimiento, 50-75% confluencia, pH 7,2-7,4 Células primarias de riñón de mono Fibroblastos humanos	3-7 días
hMPV	Células terciarias de riñón de mono LLC-MK2 VERO Hep-2	3-7 días
Parainfluenza humano	LLC-MK2 VERO NCI-H292 medio con tripsina PIV1 y 2 no para PIV3	Más de 10 días
Adenovirus	Hep-2 HeLa	
Rinovirus	Fibroblastos He-La	

Tabla 16. Virus respiratorios, líneas celulares y tiempo de observación de efectos citopáticos

4.6 Pruebas de detección rápida de antígeno

4.6.1 Frasco de boca ancha y tapón de rosca, con orina

Antígeno de *Streptococcus pneumoniae*

A) Inmunocromatografía (ICT)

Para la detección del antígeno neumococo se dispone de la prueba BinaxNOW. Esta prueba es un ensayo rápido inmunocromatrográfico in vitro para la detección del antígeno estreptococus pneumoniae en la orina de pacientes con neumonía y en el líquido cefalorraquídeo de pacientes con meningitis. Tienen por objeto contribuir al diagnóstico de ambas la neumonía neumocócica y la meningitis neumocócica junto con cultivos y otros métodos.

Es especialmente importante la rapidez de diagnóstico que ofrece esta técnica ya que el avance de la enfermedad leve al coma puede ocurrir en pocas horas, por lo que el diagnóstico y el tratamiento antimicrobiano deben ser inmediatos. Entre el 20% y el 30% de los pacientes con meningitis neumocócica mueren, frecuentemente incluso después de varios días de terapia antimicrobiana apropiada. La mortalidad es aún mayor entre los pacientes muy jóvenes y muy ancianos.

Para la detección del antígeno de *S. pneumoniae* en orina con la técnica de ICT no se recomienda utilizar técnicas de concentración, debido a que pueden aumentar los resultados positivos de difícil interpretación. Se aconseja realizar la técnica con orina directa sin concentrar y recién emitida.

La técnica consiste en una ICT que se realiza sobre una membrana de nitrocelulosa con anticuerpos de conejo anti-*S. pneumoniae* adsorbidos y conjugados, frente al polisacárido C (PnC) soluble de las muestras, que es común para todos los serotipos de *S. pneumoniae*. La unión de los anticuerpos con los antígenos neumocócicos solubles en la orina forma complejos antigeno-conjugado que son capturados por los anticuerpos anti-*S. pneumoniae* inmovilizados formando partículas visibles sobre un soporte fibroso inerte, que se manifiestan como una banda de color rosa-púrpura.

Procedimiento (Ilustración 6)

- o Mojar una torunda en la muestra (en nuestro caso, orina), retirar.

- o Insertar la torunda en el orificio inferior del panel derecho del dispositivo y empujar hacia arriba hasta que la punta de la torunda se vea en el orificio superior.

- o Añadir 3 gotas de reactivo A, que es una solución tampón, que se encuentra en el envase con cuentagotas.

- o Cerrar el dispositivo, lo que pone la muestra en contacto con la tira de prueba.

- o Leer el resultado en la ventana a los 15 minutos: El antígeno neumocócico presente en la muestra reacciona y se liga al anticuerpo conjugado anti-S. Pneumoniae. Los complejos de antígeno-conjugado resultantes son capturados por el anticuerpo anti-S pneumoniae inmovilizado, y se forma la línea de muestra. El anticuerpo control inmovilizado captura el conjugado anti-especies, y forma la línea de control.

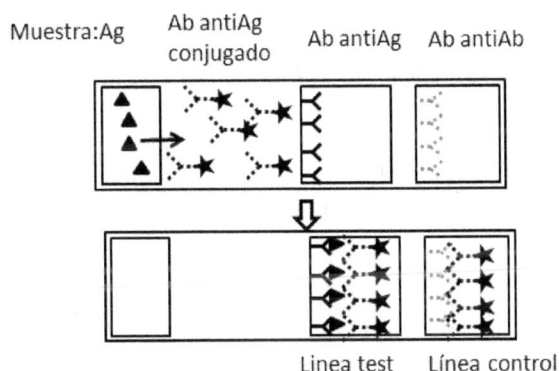

Ilustración 6. Fundamento de la técnica Inmunocromatografía directa

Interpretación

- La prueba se interpreta mediante la presencia o ausencia de líneas detectables de la gama rosa/violeta.

- Resultado negativo: se detecta solo la línea control, lo que indica que no se ha detectado antígeno de S. pneumoniae en la muestra.

- Resultado positivo: se detecta tanto la línea de muestra como la línea control. Toda banda visible es positiva. Las muestras con bajo contenido de antígeno pueden dar un color más tenue.

- Resultado no válido: si no aparece la línea de control, con o sin presencia de la línea de muestra.

Anotaciones

La técnica de inmunocromatografía sobre membrana ofrece ventajas frente a otras técnicas de detección de antígenos solubles en orina, como la contrainmunoelectroforesis (CIE), como son:

- Mayor rapidez al obtener resultados en 15 minutos.

- Menor complejidad.

- Menor equipamiento

- Detectar todos los serotipos, incluidos los serotipos 7 y 14, que no son detectables por CIE. La técnica de ICT se utiliza con mayor frecuencia en los laboratorios clínicos que la CIE.

- La interpretación debe realizarse con cautela. En los niños, la sensibilidad y especificidad disminuye, al ser, con frecuencia, portadores de este microorganismo, por lo que algunos autores no aconsejan su utilización sistemática. Los resultados negativos podrían interpretarse como ausencia de neumonía neumocócica, pero los positivos son difíciles de interpretar.

Limitaciones

Las limitaciones que se deben conocer para realizar una buena interpretación de los resultados son las siguientes:

- La antigenuria se puede detectar al inicio de los síntomas y hasta un mes más tarde. Incluso en algunos casos la duración de excreción del antígeno es mayor.

- En adultos la sensibilidad es de aproximadamente 70%.

- En pacientes con EPOC sin exacerbaciones puede detectarse antígeno neumocócico en orina.

- En niños la especificidad disminuye, posiblemente por la eliminación del antígeno en orina de niños portadores de *S. pneumoniae* en orofaringe, especialmente en niños menores de 2 años.

- o La vacuna frente a *S. pneumoniae* puede producir resultados falsos positivos dentro de los 5 días siguientes a la vacunación.

Antígeno de *Legionella pneumophila*

Para aumentar la sensibilidad de los ensayos, es preferible trabajar con orinas previamente concentradas mediante ultrafiltración selectiva o por ultrafiltración-centrifugación. También es recomendable trabajar con orinas hervidas para eliminar sedimentos y evitar falsos positivos. Ambos procesos se realizarán antes de comenzar cualquiera de los ensayos. En caso de no disponer de sistemas de concentración, se procederá con la orina sin concentrar.

A) Inmunocromatografía (ICT) BinaxNOW

El ensayo de ICT BinaxNOW es una técnica de diagnóstico rápido de *L. pneumophila* serogrupo 1, que permite estudiar muestras aisladas o muchas muestras simultáneamente.

Consiste en una membrana de nitrocelulosa donde están adsorbidos en diferentes líneas anticuerpos frente a *L. pneumophila* serogrupo 1, formando la línea de muestra, y anticuerpos anti-conjugado, formando la línea control. Por otro lado, los anticuerpos conjugados con partículas de oro coloidal se encuentran desecados sobre un soporte inerte. El conjugado así preparado y la membrana de nitrocelulosa se combinan formando la tarjeta de reacción. Dicha tarjeta contiene una abertura donde se inserta el escobillón con la muestra. En el caso de muestras que contengan antígeno de *L. pneumophila* serogrupo 1, éste será capturado por el anticuerpo fijado en la línea de muestra y será detectado por el anticuerpo conjugado. El anticuerpo anti-conjugado también capturará al anticuerpo conjugado formando la línea control.

Procedimiento (Ilustración 6)

- o Introducir el escobillón para muestras directamente en la orina del paciente.
- o Escurrir adecuadamente el escobillón contra las paredes del recipiente para eliminar el exceso de muestra.
- o Introducir el escobillón en la tarjeta de reacción.
- o Añadir dos gotas del reactivo A.
- o Cerrar la tarjeta de reacción.
- o Leer el resultado a los 15 minutos.

Se deben comprobar los controles positivo y negativo incorporados en cada lote de ensayos.

Interpretación

- o El test es negativo cuando únicamente se obtiene banda de color rosa en la línea control.
- o Es positivo cuando se obtiene banda de color en la línea control y también en la línea de muestra.

- o El test no será válido si no aparece banda de color en la línea control, independientemente de lo que ocurra en la línea de muestra, en cuyo caso se repetirá el ensayo.

En muestras muy hemáticas la hemoglobina puede interferir en la lectura de las líneas. En estos casos se solicitará nueva muestra.

Anotaciones

La falta de color en la banda control podría deberse a la adición de cantidad insuficiente de Reactivo A, por lo que se recomienda añadir este reactivo manteniendo el envase en posición vertical.

No se recomienda utilizar torundas diferentes de las suministradas en el kit. Las torundas control deben manipularse con las mismas precauciones que las muestras.

Limitaciones

- o El ensayo ha sido validado únicamente para muestras de orina y no para otro tipo de muestras clínicas. Tampoco puede utilizarse con muestras de agua.

- o Un resultado negativo no descarta la posibilidad de una infección debida a *L. pneumophila* serogrupo 1, en la que los niveles de antígeno en orina se encuentren por debajo del límite de detección del ensayo.

- o Un resultado negativo tampoco descartaría una infección causada por *L. pneumophila* de otros serogrupos u otras especies del género.

B) Enzimoinmunonálisis (EIA) de Biotest

El EIA es de tipo sandwich y la presencia de antígeno se revela con anticuerpos policlonales marcados con peroxidasa que reaccionan con *L. pneumophila* serogrupo 1, así como con el resto de los serogrupos de *L. pneumophila* y otras especies.

Procedimiento (Ilustración 7)

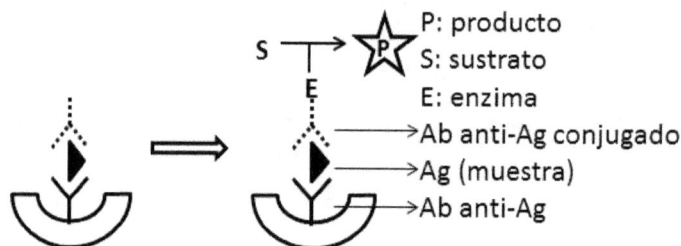

Ilustración 7. Fundamento de la técnica de Enzimoinmunoanálisis directo

Dispensar 100 μl de los controles negativos en los pocillos B1 y C1, respectivamente, y 100 μl del control positivo en el pocillo D1 del soporte. Reservar el primer pocillo para el blanco.

- o Añadir 100 μl de muestra en los pocillos correspondientes.

- o Incubar a aproximadamente 36ºC en la estufa durante aproximadamente 1 hora en cámara húmeda.

- o Preparar la solución de lavado 1x, mezclando 1 ml de solución (500x) con 500 ml de agua desionizada. Conservar a temperatura ambiente hasta 1 semana.

- o Lavar 3 veces todos los pocillos incluido el blanco, con 500 μl de solución de lavado (1x). El lavado se ha de hacer manualmente vertiendo el contenido de los pocillos de la placa y golpeando la placa invertida sobre un papel absorbente limpio.

- o Añadir 100 μl de conjugado en todos los pocillos.

- o Incubar en cámara húmeda a 36ºC en estufa durante aproximadamente 1 hora.

- o Lavar 3 veces todos los pocillos incluido el blanco, con 500 μl de solución de lavado (1x), igual que en el lavado anterior.

- o Añadir 100 μl de sustrato en todos los pocillos.

- o Incubar a temperatura ambiente (20-25ºC) en ausencia de luz durante 10 minutos.

- o Añadir 100 μl de solución de parada en todos los pocillos.

- o Leer las absorbancias a 450 nm, siguiendo las instrucciones del fabricante.

Debe incluirse un control positivo y otro negativo en cada ensayo y se procesarán como las muestras.

Interpretación

Para que un ensayo sea considerado válido la lectura de la absorbancia del control negativo deberá ser <0,100 y la absorbancia del control positivo >0,600.

- o Se consideran positivas aquellas muestras con una lectura de absorbancia superior al valor de corte.

- o Se consideran negativas las muestras con una lectura de absorbancia inferior al valor de corte. El valor de corte se calcula sumando 0,200 a la absorbancia del control negativo.

- o Las muestras con lecturas de absorbancia intermedias, comprendidas entre la absorbancia del control negativo + 0,100 y el valor de corte, se consideran como valores límite, siendo necesaria la solicitud de una nueva muestra.

Anotaciones

Todos los reactivos se deben atemperar antes de su uso. El substrato de color debe conservarse en frasco oscuro ya que es sensible a la luz. La solución de parada debe manipularse con precaución ya que contiene ácido sulfúrico, que puede causar quemaduras.

Un lavado insuficiente puede dar lugar a resultados erróneos. Si la absorbancia del control negativo es superior a la esperada se deben incrementar el número de lavados.

Limitaciones

El ensayo ha sido validado únicamente para muestras de orina y no para otro tipo de muestras clínicas que puedan contener antígeno de *Legionella*.

A pesar de que el ensayo muestra una alta reactividad con distintas especies de *Legionella*, no garantiza la misma sensibilidad para todas las especies descritas, por lo que un resultado negativo no descarta una infección por *Legionella*.

C) Fluorescencia directa (IFA test®) de Bio Rad Laboratories

Su uso está indicado para la detección e identificación de *L. pneumophila* directamente en muestras clínicas o en cultivos. El reactivo colorante Monofluo anti *Legionella pneumophila* contiene un único anticuerpo monoclonal marcado con isotiocianato de fluoresceína (FICT), que reacciona con una proteína de la membrana externa de todos los serogrupos de *L. pneumophila*. Un posterior lavado elimina el anticuerpo no fijado, y al examinar la extensión con un microscopio de fluorescencia se puede ver la pared de estas bacterias. Se detalla a continuación el procedimiento de identificación de cultivos.

Procedimiento *(Ilustración 8)*

- o Preparar suspensión bacteriana en agua destilada estéril, partiendo de un cultivo puro en BCYEα, hasta lograr una turbidez equivalente al estándar Nº1 de McFarland, que se corresponde aproximadamente con una concentración de 3x108 bacterias por ml. Agitar hasta homogeneizar la suspensión.

- o Colocar 2 gotas de la suspensión, con una pipeta Pasteur, en un pocillo del portaobjetos, y aspirar para que el pocillo quede cubierto con una fina película de suspensión bacteriana. En el caso de utilizar pocillos más pequeños añadir menor cantidad de suspensión bacteriana y aspirar.

- o Secar al aire o con ayuda de una placa calefactora a 35-37ºC. Fijar al calor pasando el porta por la llama suavemente varias veces.

- o Añadir 1-2 gotas de reactivo colorante (tapón azul), o menor cantidad cantidad (10 μl) en el caso de utilizar pocillos más pequeños (cantidad suficiente para que cubra todo el pocillo y no se seque durante la incubación).

- o Colocar el porta en la cámara humeda e incubar a 35-37ºC durante 30 minutos.

- o Escurrir el reactivo y enjuagar con agua destilada 8. Dejar en agua destilada durante 2-10 minutos.

- o Escurrir y dejar secar al aire, a temperatura ambiente.

- o Poner una gota de líquido de montaje (tapón blanco) y un cubrir con un cubreobjetos

- o Observar las preparaciones en el microscopio de fluorescencia a 40 aumentos.

Las tinciones se pueden conservadas 24 horas, en oscuridad a 2-8ºC, o durante más tiempo a -20ºC, en cuyo caso se deben atemperar antes de su observación microscópica.

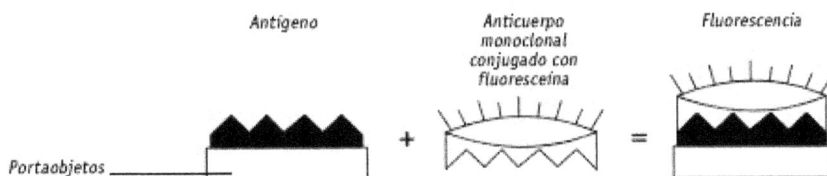

Ilustración 8. Proceso esquemático de la Inmunofluorescencia directa

De forma simultánea se realizará una tinción del control positivo (tapón rojo) y un control negativo (un cultivo de organismo gramnegativo, como por ejemplo *Escherichia coli*), que se procesarán separadamente de las muestras para evitar contaminaciones cruzadas. Para ambos proceder de la forma siguiente:

o   Colocar una gota de control positivo (tapón rojo) en un porta y una gota de suspensión bacteriana control negativo en otro porta, y aspirar para eliminar el exceso de líquido.

o   Secar al aire y fijar al calor, pasando los portas suavemente por la llama.

o   Continuar el procedimiento de igual manera que las muestras.

Interpretación

o   Se considera un resultado positivo cuando se observan bacilos o cocobacilos con una fluorescencia de color verde claro, de características morfológicas y de coloración similares a las observadas en el control positivo. Este resultado será interpretado como presencia de *L. pneumophila* en el cultivo analizado. En el caso de cultivos de origen ambiental, también se pueden observar morfologías filamentosas.

o   Se considera un resultado negativo cuando los organismos aparecen sin coloración, con una coloración roja oscuro o dorado anaranjado. En estos casos únicamente se puede considerar que el cultivo analizado no pertenece a la especie *L. pneumophila*, pero no se pueden descartar otras especies diferentes.

Anotaciones

Se deben extremar las precauciones para evitar las contaminaciones cruzadas (es decir, que pasen las células de *Legionella* de un porta positivo a otro negativo).

La confirmación de que un cultivo es positivo para *L. pneumophila* se debe hacer en base al aspecto característico de las colonias, la ausencia de crecimiento en BCYEα sin cisteína, la morfología de los bacilos fluorescentes y los resultados de la tinción de Gram.

Limitaciones

Un resultado negativo no excluye la posibilidad de que el cultivo pertenezca al género Legionella, ya que el reactivo empleado no incluye especies diferentes de *L. pneumophila*, por lo que podría tratarse de otra especie.

Antígeno *Histoplasma capsulatum*

Actualmente la prueba de detección de antígeno en orina y sangre tiene una alta sensibilidad y especificidad. Es una técnica que únicamente se desarrolla en laboratorios de referencia. Se realiza mediante enzimoinmonoanálisis (EIA).

4.6.2 Torunda en tubo con ácido casamino o Amies-Stuart con Charcoal, con exudados nasofaríngeos

Antígeno de *Bordetella pertussis*

A) Reacción de fluorescencia directa

Se puede realizar directamente a partir de la torunda o a partir de las colonias sospechosas de la placa Regan-Lowe para su confirmación definitiva.

Procedimiento

La muestra se aplica directamente a la lámina y se fija con alcohol de 96º. En la preparación para la lectura se realizan los siguientes pasos: Iustración 38

- o   El conjugado con fluoresceina se aplica a la lámina.

- o   Se incuba a temperatura ambiente durante 30 minutos.

- o   Se lava 2 veces con buffer fosfato pH 7.2, durante 5 minutos cada vez.

- o   Se enjuaga con agua destilada durante un minuto y se deja secar.

- o   Se pone una gota de glicerina al 90% encima del frotis y se cubre con una laminilla.

- o   Se procede a observar la lámina en un microscopio de fluorescencia a 100x.

Interpretación

Al examen en el microscopio de luz ultravioleta, se observara cocobacilos fluorescentes con bordes brillosos y centro más oscuro.

4.6.3 Torunda en Amies-Stuart o tubo, con muestras respiratorias de vías altas

Toxina de *Corynebacterium diphtheriae*

Se realiza a partir de las colonias aisladas en el medio ASCT o bien de muestras primarias recogidas en la torunda.

El diagnóstico de confirmación se efectúa en laboratorios de referencia determinando la capacidad toxigénica de la cepa de *C. diphtheriae*, mediante el **test de Elek e inoculación animal** en caso que el primero sea negativo.

4.6.4 *Torunda o tubo en medio para virus, con muestras respiratorias*

Virus de la gripe

La principal ventaja de los métodos basados en la detección de los antígenos víricos es su independencia de la infectividad del virus, aunque la calidad de la muestra es muy importante, ya que debe estar en condiciones óptimas después de su recogida y el transporte hasta el laboratorio. Entre sus ventajas destaca el hecho de que permite una rápida obtención de resultados, generalmente en unas pocas horas después de la recepción de la muestra.

Como limitación reseñable cabe apuntar que los resultados a menudo son difíciles de interpretar, la especificidad dependerá de la experiencia del personal que los realice y la sensibilidad suele ser baja.

Los métodos de inmunofluorescencia y EIA (enzimo-inmuno análisis) se emplean habitualmente para la detección de los antígenos víricos directamente en la muestra clínica o bien en las células del cultivo en las que previamente se ha inoculado la muestra.

Los antígenos víricos utilizados generalmente para el diagnóstico son:

o   Las moléculas que se sitúan en la superficie del virus, la hemaglutinina y la neuraminidasa, y que también pueden encontrarse frecuentemente en la superficie de las células infectadas.

o   Otras proteínas menos accesibles del virus, como la nucleoproteína, y por ello menos variables, ya que las moléculas de la superficie están sometidas a una continua variación evolutiva.

o   Tipaje y subtipaje. Un aspecto adicional derivado de la actividad de los profesionales en laboratorios de Referencia de Gripe es que con objeto de realizar vigilancia y estudios epidemiológicos, es importante realizar el subtipado de los virus de la gripe A. La diferenciación del virus de la gripe A del tipo B es tan importante como la diferenciación de los subtipos H1 y H3 dentro de los virus de la gripe A. Por ello, también se comercializan actualmente anticuerpos monoclonales que permiten distinguir específicamente el subtipo H1 del H3.

Adicionalmente se han comercializado **técnicas de inmunocromatografía capilar y de enzimoinmunoanálisis de membrana** que posibilitan detectar la presencia de virus gripales o sus antígenos en pocos minutos y de lectura visual sin la necesidad de instrumental. Estos ensayos ofrecen resultados rápidos y pueden ayudar al clínico en el tratamiento individual de los pacientes. No obstante, su utilidad se ve limitada debido a su elevado coste y baja sensibilidad y especificidad. Tiene una amplia implantación en la asistencia urgente y en el ámbito pediátrico.

Virus Sincicial respiratorio

El aislamiento del virus o la detección del antígeno viral en las secreciones respiratorias es el procedimiento preferido.

Han sido creadas **técnicas inmunocromatográficas** para el diagnóstico de VRS, las cuales tienen menor sensibilidad que la IF realizada por observadores expertos, sin embargo, es una técnica sencilla que puede ser realizada por personal menos entrenado, rápida y económica.

La prueba BinaxNOW RSV es un ensayo inmunocromatográfico de membrana, utilizado para detectar el antígeno del Virus Sincicial, con una sensibilidad de un 89% y una especificidad de 100%. El anticuerpo contra el RSV está fijado en la membrana del pack. Al realizar el test y agregar la muestra, el antígeno presente en la muestra reacciona uniéndose al anticuerpo. Esta reacción da una línea color rosa.

El diagnostico definitivo se consigue con la **inmunofluorescencia directa**, que permite detectar el antigeno viral en las células infectadas del cultivo, en donde se observa el desarrollo de células gigantes y sincitios con su citoplasma teñido de verde fluorescente, en los cultivos inoculados. Ilustración recomendada:

http://www.imagenmed.com/especiales/ie9/img/If018.jpg

4.7 Técnicas de biología molecular

4.7.1 *Frascos de hemocultivo para anaerobios y aerobios con líquido pleural o sangre*

La Espectrofotometría de Masas (EM) ha demostrado ser capaz de identificar microorganismos causantes de bacteriemia directamente desde los frascos de cultivo (con sangre o líquidos orgánicos), en el momento en que este es identificado como positivo por el sistema automatizado correspondiente con una alta fiabilidad.

La espectrometría de masas MALDIT-TOF, acrónimo de Matrix-assisted Laser Desorption Ionization Time-Of-Flight, se trata de un método que, mediante la aplicación de energía laser a una muestra embebida en una matriz, consigue vaporizar e ionizar esa matriz, que eventualmente puede arrastrar en esa vaporización e ionizar a su vez a una muestra representativa de las proteínas contenidas en la muestra. Esas proteínas ionizadas son sometidas a aceleración en un campo eléctrico y a una migración a través de un tubo de vacío hasta un detector. El tiempo que transcurra desde su vaporización/ionización hasta su detección dependerá del cociente masa/carga (m/z) de esa proteína, y ese cociente m/z permitirá determinar la masa exacta de la proteína de manera extremadamente fiable. En el caso de los microorganismos, se genera de esta forma un perfil de proteínas con diferentes cocientes m/z, que se comporta como una huella dactilar, permitiendo identificar con gran fiabilidad al microorganismo a partir de dicho perfil.

Desde el punto de vista técnico, la incorporación de esta tecnología a la identificación rutinaria supone en muchos casos un aumento en la fiabilidad y en la rapidez de la misma, fundamentalmente cuando la identificación convencional depende de sistemas que requieren crecimiento del microorganismo, ya que este sistema permite la identificación en unos minutos. Aunque la sensibilidad es todavía mejorable para la identificación de algunas especies en estas circunstancias, la especificidad es excelente, de modo que cuando el sistema informa de la presencia de un determinado microorganismo con una puntuación suficiente, este dato es extremadamente fiable.

En cuanto a la relación coste/beneficio, uno de los extremos más controvertidos ha sido el precio por identificación. Los equipos de EM tienen un coste de adquisición alto, pero en contrapartida el gasto en fungible es muy reducido.

La EM, por sus características de rapidez y fiabilidad, está llamada a convertirse en una técnica básica de identificación bacteriana y micológica en los laboratorios de Microbiología Clínica, desplazando en una parte muy importante a las técnicas rutinarias actuales

Aunque se ha discutido mucho sobre la capacidad de esta técnica para identificar determinados grupos de microorganismos (bacterias anaerobias, hongos filamentosos), cada vez existen menos dudas respecto a que el problema principal, en estos casos, deriva fundamentalmente de carencias en las bases de datos, y no se debe a limitaciones de la EM para generar espectros proteicos característicos.

4.7.2 Torunda en Amies-Stuart o tubo, con muestras respiratorias de vías altas

Toxina de *Corynebacterium diphtheriae*

Se realiza a partir de las colonias aisladas en el medio ASCT o bien de muestras primarias recogidas en la torunda.

Existen unos procedimientos basados en la técnica de la **PCR**, para detectar el gen productor de la toxina a partir de material clínico:

o   Método estándar de detección por PCR convencional del gen tox.

TaqMan® PCR, que consiste en la detección inmediata de la secuencia del gen tox por medio de una técnica de PCR cuantitativa en tiempo real. Las investigaciones preliminares subrayan las ventajas, entre las que se incluyen: una sensibilidad diez veces superior que la detección del gen de la toxina por PCR convencional estándar, eliminación de la manipulación posterior a la amplificación, obtención de un rendimiento elevado y la cuantificación sencilla de los productos amplificados. Sin embargo, el coste de inversión inicial limita su aplicación a los laboratorios de referencia centrales.

4.7.3 Torunda en M4 o frasco, con muestras respiratorias de vías bajas

Microorganismos causantes de neumonías

Las técnicas moleculares son un instrumento valioso para el diagnóstico etiológico de la neumonía, porque pueden detectar en poco tiempo los ácidos nucleicos de todos los patógenos potenciales, no dependiendo de la viabilidad del microorganismo. Esta técnica se ve menos afectada por los tratamientos antibióticos previos que los cultivos y la obtención de los resultados es más rápida. Con el desarrollo de la tecnología de la **PCR a tiempo real** se consiguen resultados en menos de una hora.

Estas técnicas representan un método rápido y relativamente simple de identificación de micoorganismos con una sensibilidad y especificidad alta y se han aplicado sobre todo a microorganismos que son difíciles de identificar utilizando técnicas microbiológicas habituales, como *L. pneumophila*, *M. pneumoniae*, *C. pneumoniae* y *Pneumocystis jiroveci*, y también a otros patógenos bacterianos más frecuentes como *S. pneumoniae*.

4.7.4 Torunda o tubo en medio para virus, con muestras respiratorias

Virus de la gripe

Los métodos moleculares de diagnóstico que permiten la detección de ácidos nucleicos están basados en la búsqueda y el reconocimiento del genoma vírico en la muestra clínica o en el cultivo vírico. El empleo de estas técnicas se está incrementando rápidamente, habiendo transformado el diagnóstico de otras entidades infecciosas de etiología vírica; si bien el papel de estos métodos en la rutina diagnóstica de la infección respiratoria y en la detección y caracterización de virus gripales en particular, es aún limitado y de reciente incorporación.

A) Técnicas de amplificación genómica basadas en la reacción en cadena de la polimerasa

La reacción en cadena de la polimerasa (PCR) es la técnica más empleada. La reacción de amplificación tiene que ir precedida de una transcripción reversa para transformar en ADN cualquiera de los 8 segmentos de ARN que contiene el genoma de los virus de la gripe A y B o de los 7 segmentos del genoma del virus de la gripe C.

Método	Ventajas	Desventajas
PCR simple	Sensible y específico. Permite análisis posteriores del producto amplificado.	Una diana por ensayo.
PCR múltiple	Sensible y específico. Permite detectar más de una diana por ensayo. Permite análisis posteriores.	Los métodos no comerciales requieren una optimización exhaustiva para asegurar la ausencia de falsos negativos y la competición entre iniciadores.
PCR-EIA	Sensible y específico. Elevado rendimiento. Puede ser múltiple.	No permite el análisis posterior de los productos. Requiere evaluación y validación minuciosa antes de la integración en la rutina de trabajo del laboratorio.
PCR a tiempo real	Sensible y específico. Rápido. Permite cuantificar. Puede ser múltiple.	Requiere equipamiento específico. No siempre es posible el análisis del producto. La capacidad de analizar varios genes o patógenos en formato múltiple está limitada por las características del termociclador.
NASBA	Sensible y específico. Permite cuantificar.	Utiliza tres enzimas, procedimiento largo y costoso. No siempre es posible el análisis del producto.
Microarrays	Sensible y específico. Detección de muchas dianas en un solo ensayo.	Requiere equipamiento específico y amplio desarrollo. No permite el análisis posterior de los productos.

Tabla 17. Características de los métodos moleculares disponibles para la detección de virus gripales

Capítulo 5

Diagnóstico microbiológico indirecto: Serología

Tubo con suero

Ante una sospecha de neumonía atípica adquirida en la comunidad, las determinaciones directas (inmunológicas y por biología molecular) y sobretdodo las indirectas (mediante técnicas inmunológicas) son las más indicadas.

5.1 Serología Mycoplasma pneumoniae

El diagnóstico de la infección por *M. pneumoniae* se basa en las técnicas serológicas.

La fijación de complemento fue la técnica de referencia durante años y aún se utiliza en muchos laboratorios. Determina indistintamente la presencia de anticuerpos IgG e IgM. Los principales inconvenientes de la técnica de fijación de complemento son su laboriosidad, su difícil estandarización y el requerir de personal muy entrenado y cualificado. Existe un sistema automatizado (Seramat ®) para la realización de la FC que ha sido favorablemente evaluado, con concordancia del 100% para la prueba de micoplasma.

Técnicas de aglutinación de partículas sensibilizadas. Las técnicas de aglutinación permiten detectar tanto IgM como IgG. Para el diagnóstico de *M. pneumoniae* se han usado reactivos de aglutinación con partículas de látex, con hematíes o con partículas de gelatina.

La técnica de aglutinación de partículas de gelatina (Serodia-Myco II. Fujirebio), utiliza antígeno P1 de *M. pneumoniae*. Permite una cuantificación de los anticuerpos en base a un banco de diluciones a partir de 1/40. Según el fabricante deben considerarse positivos los títulos >1/40. Sin embargo algunos autores sugieren que los criterios a aplicar para esta técnica deben ser:

- o un incremento de al menos cuatro veces en el título de anticuerpos.
- o título 1/160 en al menos una muestra.
- o título 1/320 en la fase aguda.

La repetición de la determinación en una muestra de suero obtenida 48-72 horas después, permite demostrar un incremento significativo en el título de anticuerpos, sin necesidad de esperar hasta tres semanas para obtener otra muestra de suero. Además, se puede disponer del resultado en 4 horas.

Ilustración recomendada:

http://www.pomif.com/pages/practicas/micro_clinica/serologia

Técnicas de enzimoinmunoanálisis (EIA). Desde la comercialización de técnicas de EIA, su uso se ha impuesto en la mayoría de laboratorios. Existe una amplia variedad de reactivos comercializados. Los numerosos trabajos publicados comparando los diferentes reactivos disponibles en el mercado, presentan resultados muy variados.

Prueba de la inhibición metabólica. El fundamento radica en la inhibición del crecimiento de los micoplasmas en cultivo en caldo por la presencia de anticuerpos específicos frente a ellos. El sistema indicador se basa en el cambio de color del indicador del pH del medio como consecuencia de la fermentación de la glucosa, hidrólisis de la arginina o hidrólisis de la urea, según la especie de micoplasma estudiada. Sin embargo, es laboriosa y reservada para laboratorios con experiencia en el cultivo de estos microorganismos.

Las técnicas de inmunofluorescencia indirecta con conjugados específicos (IgG o IgM) a pesar de ofrecer resultados reproducibles y cuantificables, no parecen tener un amplio uso. La laboriosidad y la subjetividad de la interpretación de los resultados han sido, probablemente, los factores limitantes para su difusión.

5.2 Serología de *Chlamydophila pneumoniae*

La técnica de **microinmunofluorescencia (MIF)** es la única recomendada en la actualidad para el diagnóstico de rutina de la infección por *C. pneumoniae*. Esta técnica utiliza como antígeno cuerpos elementales purificados especie-específicos y es la técnica serológica recomendada como referencia.

Es la más utilizada y permite establecer los criterios de evidencia serológica de:

o   La infección aguda.

o   IgM ≥ 16, IgG > 512 o seroconversión del título de anticuerpos IgG.

o   La exposición ya pasada al microorganismo.

o   IgG = (8 -256) o IgM < 16.

Ilustración recomendada:

http://www.immunfluoreszenz.de/index.php?id=ak_gegen_chlamydien&L=1

No obstante, hay que señalar que la MIF presenta también inconvenientes, como la variabilidad en la calidad de los reactivos comerciales disponibles y la subjetividad de la interpretación de los resultados.

5.3 Serología de *Legionella pneumophila*

Se han desarrollado una variedad de pruebas para detectar anticuerpos específicos en muestras de suero, incluyendo inmunofluorescencia indirecta (IFI), microaglutinación y métodos de enzimo-inmunoensayo (ELISA), así como ensayos de hemaglutinación indirecta y contrain-munoelectro-foresis. La IFI ha sido el método diagnóstico más utilizado durante años y por ello, el más evaluado, principalmente para *L. pneumophila* serogrupo 1. Las pruebas de microaglutinación presentan la ventaja de que por su facilidad de realización permiten ensayar un gran número de muestras a la vez. También existen disponibles ensayos de ELISA para la detección de anticuerpos frente a *Legionella*, aunque éstos no han sido suficientemente evaluados.

A) Inmunofluorescencia indirecta (IFI)

Se utiliza un sustrato antigénico inactivado con calor que generalmente contiene *L. pneumophila* serogrupo 1, aunque también pueden contener una mezcla polivalente de los serogrupos 1 a 6 de *Legionella pneumophila*. Estos antígenos están comercializados, estandarizados y prefijados en los portaobjetos sobre los que se añaden diferentes diluciones del suero del paciente. En el caso de que existan anticuerpos en el suero del paciente frente al correspondiente antígeno, se formará un complejo antígeno-anticuerpo. La posterior adición sobre este complejo de una antiglobulina humana marcada con fluoresceína (FITC) permite la visualización de los microorganismos con un microscopio de luz fluorescente con 400 o 500 aumentos. Los anticuerpos no específicos y demás proteínas se eliminan por medio de un lavado antes de añadir la antiglobulina marcada, y un segundo lavado tras la adición de ésta, eliminará el conjugado sobrante.

Para un aprovechamiento máximo de esta técnica se recomienda:

- o Realizar solamente esta prueba con sueros pareados.

- o Recoger las muestras de suero con al menos dos semanas de diferencia, y preferible-mente con seis semanas de diferencia.

- o Realizar la prueba en las dos muestras simultáneamente.

- o Guardar las muestras de suero congeladas a -20ºC hasta su utilización.

- o No realizar las pruebas en suero hemolítico ni hiperlipémico.

Procedimiento (Ilustración 9)

Descongelar los sueros a analizar.

- o Antes de comenzar con la realización de la técnica, atemperar los portas, controles y conjugados, manteniéndolos a temperatura ambiente durante 5 min.

- o Reconstituir los controles positivo y negativo con 0,5 ml de agua destilada. Dejar 15 min a temperatura ambiente hasta su total reconstitución.

- o Utilizando placas de microtitulación, realizar diluciones seriadas de los sueros (1/8, 1/32, 1/64, 1/128, 1/256, 1/512, 1/1.024) con tampón PBS. Como ejemplo, se puede proceder de la siguiente forma: añadir en el primer pocillo 70 µl de PBS y 10 µl de suero. En los 7 siguientes pocillos añadir 50 µl de PBS. De la primera dilución ya hecha, se pasarán 50 µl al siguiente pocillo, mezclando y volviendo a pasar 50 ml al siguiente y así sucesivamente.

- o Sacar los portas con el antígeno teniendo cuidado de no tocar las áreas de aplicación. Para el marcado de los portas usar sólo lápiz duro, nunca rotulador.

- o Aplicar 10 µl de cada dilución en cada pocillo comenzando por la dilución al 1/1.024 y terminando por la 1/8.

- o Incluir en un pocillo un control positivo y en otro un control negativo.

- o Incubar en cámara húmeda a 37ºC durante 30 minutos.

- o Extraer el porta de la cámara húmeda y lavar estáticamente durante 5 minutos en una cubeta con PBS y otros 5 minutos cambiando el PBS. No mover el porta dentro del PBS. Sacar los portas y enjuagarlos en otra cubeta con agua destilada.

o   Dejar secar los portas completamente.

o   Añadir 10 µl del conjugado a cada pocillo cubriéndolos completamente con el mismo.

o   ncubar en cámara húmeda a 37ºC durante 30 minutos.

o   Repetir el punto nº 8 y dejar secar.

o   Aplicar 3-4 gotas de medio de montaje por cada porta y cubrir con el cubreobjetos sin que se formen burbujas. Eliminar el medio de montaje excesivo con un papel humedecido en tampón PBS.

o   Realizar una observación inmediata en el microscopio de fluorescencia con el objetivo de 40x o de 50x. Si esto no fuera posible, guardar los portas en un lugar oscuro y frío y protegidos de la desecación (máximo 24 horas).

o   Durante la observación al microscopio, se recomienda no concentrarse mucho tiempo en la misma área, es preferible desplazarse por toda la preparación con el fin de evitar pérdidas de fluorescencia.

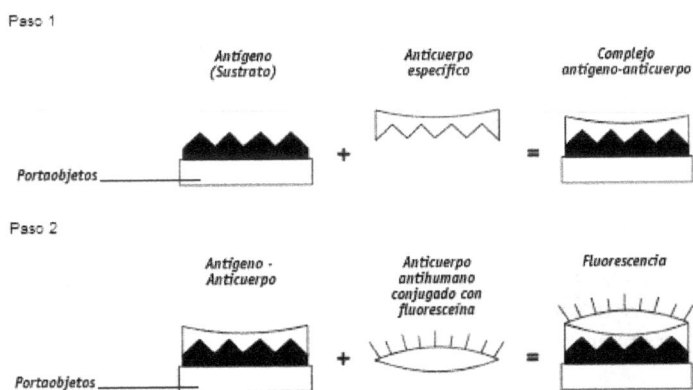

Ilustración 9. Proceso esquemático de la Inmunofluorescencia indirecta

Obtención de resultados

Para la aceptación de los resultados es imprescindible haber validado el resultado de los controles:

o   El control negativo (suero sin anticuerpos *anti-Legionella,*) no debe mostrar fluorescencia.

o   El control positivo (suero con anticuerpos *anti-Legionella*) debe presentar una fluorescencia intensa y brillante de color verde manzana. El suero control positivo debe proporcionar el título esperado dentro del rango de una dilución más o menos. Si el título no es el esperado, se debe repetir todo el procedimiento.

- o Muestras:

    - o Evaluación positiva: la fluorescencia específica es de un color verde manzana con una intensidad generalmente de 1+ (débil), 2+ (regular), 3+ (brillante), hasta 4+ (muy brillante).

    - o Evaluación negativa: ausencia de flluorescencia.

Las fluorescencias amarillentas o verde oscuras son inespecíficas y no deben tenerse en cuenta. Ilustración recomendada:

http://www.vircell.com/index.php/Legionella-pneumophila/136/0/?&L=%20orDer%20by%20999%23&cHash=32b2eb9d1b17f62027907efe81b b0f4a

Título: el título es el valor recíproco de la mayor dilución en la cual se puede observar como mínimo una fluorescencia de 1+. Ejemplo: en caso de valorarse una dilución 1/64 como positiva y una dilución 1/128 como negativa, el título será de 1/64.

Seroconversión: se considera seroconversión cuando al analizar dos muestras de suero del paciente obtenidas con una diferencia de 20 días, se observa un aumento del nivel de anticuerpos como mínimo del cuádruple y el título de la segunda muestra es ≥ 1/128.

Expresión de resultados

Un título único inferior a 1/256 debe considerarse como negativo.
- o Un título igual o superior a 1/128 debe considerarse como resultado presuntivo de enfermedad o contacto previo.

- o Seroconversión: se observa un aumento del título al menos al cuádruple entre los dos sueros pareados.

Limitaciones del procedimiento

La principal limitación es la necesidad de realizar la técnica en sueros pareados para poder demostrar una seroconversión, ya que en ocasiones no se llega a disponer de una segunda muestra de suero. Además, la seroconversión puede tardar hasta dos meses en producirse desde el inicio de los síntomas, lo que provoca un retraso en el diagnóstico.

Se debe tener en cuenta que alrededor del 20-30% de los casos confirmados con cultivo no seroconvierten, por lo que un resultado negativo no excluye la enfermedad.

5.4 Serología de *Coxiella burnetii*

El diagnóstico más ampliamente utilizado de la fiebre Q es el indirecto, para el cual disponemos de técnicas de reacción de fijación del complemento (FC) y de inmunofluorescencia indirecta (IFI).

○ La FC es una técnica poco sensible que puede dar resultados falsos negativos, sobre todo en las formas crónicas.

○ La IFI, considerada el método de referencia, presenta mayor sencillez, rapidez, sensibilidad y ausencia de interferencias con los sueros anticomplementarios de algunos pacientes. Debe ir precedida de la absorción del factor reumatoide, con lo que se eliminan los resultados falsos positivos en la detección de anticuerpos de clase IgM. Además, la IFI permite identificar las distintas clases de inmunoglobulinas (IgG, IgA e IgM).

Ilustración recomendada:

http://www.vircell.com/index.php/Coxiella-
burnetii/129/0/?&L=%20orDer%20by%20999%23&cHash=32b2eb9d1b17f62027907efe81bb0f4a

○ Formas agudas (antígeno en fase II):

- Son significativos los títulos de anticuerpos de clase IgG ≥ 1/128; la seroconversión y los títulos de anticuerpos de clase IgM ≥ 1/32.

- Se considera diagnóstico en la fase II los títulos de los anticuerpos IgG< 1/16, indicativo de Negativo; y la IgG≥ 1/256, indicativo de Positivo.

○ En las formas crónicas (antígeno en fase I), la detección de títulos de anticuerpos de clase IgG ≥ 1/800 se considera diagnóstico.

○ No obstante, en un estudio realizado por Fraile et al. en 19 pacientes con manifestaciones clínicas y pruebas diagnósticas compatibles con fiebre Q crónica, identificaron a 8 pacientes con serología positiva para antígenos de fase I con título ≥ 1/512 (rango 1/512-1/2.048) y títulos elevados de IgG frente al antígeno de fase II (≥ 1/200).

○ Por tanto, los criterios serológicos de diagnóstico pueden diferir discretamente según el área geográfica, por lo que el incremento de los títulos de anticuerpos de clase IgG e IgM para antígenos de C. burnetii en fase II o en fase I, observado en dos muestras séricas diferidas por 1-2 semanas, debe también tomarse en cuenta para el diagnóstico y seguimiento de estos pacientes.

Se recomienda que a todos los pacientes con endocarditis y hemocultivo negativo, o con fiebre y aneurisma aórtico, o con fiebre prolongada, hepatitis granulomatosa, neumonía atípica, fiebre prolongada y alteraciones neurológicas, se les realice, al menos, un estudio serológico para fiebre Q.

5.5 Serología de *Rickettsia coronii*

En los laboratorios clínicos se recomienda realizar pruebas serológicas en sueros pareados. Es necesario tener un especial cuidado para evitar la producción de aerosoles durante la manipulación para la separación del suero a partir de la sangre. Dada la peligrosidad que implica el trabajo con microorganismos vivos, el intento de aislamiento o la detección por inmunofluorescencia directa deben limitarse y las muestras post-mortem de los casos fatales deben enviarse a un laboratorio de referencia.

La Inmunofluorescencia indirecta (IFI) es el método más empleado para su diagnóstico. Cuando se observa al microscopio se puede distinguir:

o   Resultado positivo: fluorescencia puntiforme característica.

o   Resultado negativo: ausencia de fluorescencia.

Ilustración recomendada:

http://www.vircell.com/index.php/Rickettsia-conorii/139/0/?&L=%20orDer%20by%20999%23&cHash=32b2eb9d1b17f62027907efe81bb0f4a

5.6 Serología de *Francisella tularensis*

El aislamiento y la identificación bioquímica de *F. tularensis* no justifican el riesgo que supone la manipulación del cultivo. Por ello, el diagnóstico microbiológico de la tularemia es fundamentalmente serológico (aglutinación o ELISA).

5.7 Serología del virus sincicial respiratorio

El diagnóstico serológico de las infecciones producidas por VRS ha sido evaluado ampliamente en estudios clínicos, siendo la sensibilidad de la IFI algo mayor que del ELISA.

o   La detección de IgM indica infección reciente.

o   Un aumento de cuatro o más veces en el título de IgG tiene valor diagnóstico.

Ilustración recomendada:

http://www.vircell.com/index.php/Virus-Sincitial-Respiratorio/140/0/?&L=%20orDer%20by%20999%23&cHash=32b2eb9d1b17f62027907efe81bb0f4a

Al determinarse en niños menores de dos años principalmente, son probables los falsos negativos y positivos.

- o Falsos negativos: Un aumento de títulos no se detecta en la mitad de los niños menores de 6 meses; la IgM no se detecta en el 50 % de los pacientes con infección documentada.
- o Falsos positivos: En los recién nacidos se detecta IgG materna.

Contenedor-muestra	Microorganismo Buscado	Procedimiento
Torundas y tubos en anaerobiosis con: úlceras, aspirados, CTP o tejidos.	Anaerobios Angina de Vincent	Tinción Gram Tioglicolato, PEA, BBE...
Frascos de hemocultivos para an/aerobios con: líq. pleural o sangre.	Bacterias aerobias y anaerobias	Incubación
Torundas en tubo amies y tubos estériles, con muestras de vías respiratorias altas.		
	Hongos	Fresco: KOH, NaOH, Tinta China, Azul Metileno, Fucsina, Blanco Calcoflúor.
	Bacterias y hongos	Tinción Gram
Faríngeos:	*S. pyogenes*	Agar sangre
	Cándidas	Sabouraud
	N. gonorrheae	Agar Choc, Thayer-Martin
	C. diphtheria	ASCT, Loeffler
	Toxina	Test Elek , inoc animal, PCR
Otitis externa	*S. aureus, S. pyogenes*	Agar Sangre
	P. aeruginosa	McConkey
	Cándidas, Aspergillus	Sabouraud
Otitis media	*S. aureus, S. pneumoniae, A. otitidis*	Agar Sangre
	H. influenzae, M. catarrhalis	Agar Chocolate
	Bacilos gramnegativos	McConkey
Sinusitis	*S. pneumoniae, S. pyogenes*	Agar Sangre
	H. influenzae, M. catarrhalis	Agar Chocolate
	Bacilos gramnegativos	McConkey
	Hongos filamentosos	BHI

Tabla 18. Resumen de los procedimientos específicos del laboratorio de microbiologia para las muestras recepcionadas de infecciones respiratorias

Contenedor-muestra	Microorganismo Buscado	Procedimiento
Torunda en ác. Casamino o Amies-Stuart con Charcoal, con exudados nasofaríngeos.	*Bordetella*	Agar regan-lowe, Agar sangre. IFD
Torundas en medio M4 con exudado faríngeo.	*M. pneumoniae*	Caldo o agar SP-4 PCR a tiempo real
	C. pneumoniae	PCR a tiempo real
Frascos y tubos estériles, con muestras de vías respiratorias bajas.		
	Hongos	Fresco: KOH, NaOH, Tinta China, Azul Metileno, Fucsina, Blanco Calcoflúor.
	P. jiroveci	Tinción argéntica rápida PCR a tiempo real
	Bacterias y hongos	Tinción Gram
o Métodos no invasivos		
Esputos y aspirados traqueales	*S. pneumoniae*	Agar sangre
	H. influenzae, M. catarrhalis	Agar chocolate
	Enterobacterias y bacilos g(-) no fermentadores	McConkey
		PCR a tiempo real
	Hongos filamentosos	BHI
	Legionella, Nocardia	Pretratamiento BCYE-α, BMPA-α PCR a tiempo real
	R. equi	CNA...
	Micobacterias	Pretratamiento Tinción baar Löwenstein-Jensen
	M. pneumoniae	Pretratamiento Caldo o agar SP-4 PCR a tiempo real
	C. pneumoniae	PCR a tiempo real

Tabla 18 continuación. Resumen de los procedimientos específicos del laboratorio de microbiologia para las muestras recepcionadas de infecciones respiratorias

Contenedor-muestra	Microorganismo Buscado	Procedimiento
o Métodos invasivos:		
BAL		Diluciones seriadas
CPT		Diluciones seriadas
Líquido pleural y tejidos	*S. pneumoniae*	Agar sangre
	H. influenzae, M. catarrhalis	Agar chocolate
	Enterobacterias y bacilos g(-) no fermentadores	McConkey
		PCR a tiempo real
	Anaerobios	Tioglicolato, PEA, BBE...
	Hongos filamentosos	BHI
	Legionella, Nocardia	Pretratamiento BCYE-α, BMPA-α PCR a tiempo real
	R. equi	CNA...
	Micobacterias	Tinción baar Löwenstein-Jensen...
	M. pneumoniae	Pretratamiento Caldo o agar SP-4 PCR a tiempo real
	C. pneumoniae	PCR a tiempo real
Torunda o tubo en medio para virus, con muestras respiratorias	Virus de la gripe, VSR, hMPV, Parainfluenza Adenovirus, Rinovirus.	MDCK, huevos de gallina embrionados, Hep-2, fibroblastos, riñón mono, LLC-MK2, VERO...
		IFI, EIA, ICT, EIA-mb
		PCR
Orina	*S. pneumoniae*	ICT
	L. pneumophila	ICT, EIA, IFD
	H. capsulatum	EIA
Suero	*M. pneumoniae*	FC, Aglutinación, EIA, IFI
	C. pneumoniae	MIF
	L. pneumophila	IFI
	C. burnetii	FC, IFI
	R. coronii	IFI
	F. tularensis	Aglutinación, ELISA
	VSR	IFI, ELISA

Tabla 18 continuación. Resumen de los procedimientos específicos del laboratorio de microbiología para las muestras recepcionadas de infecciones respiratorias

Capítulo 6

Informe de los resultados

6.1 Visualización directa

Los estudios microscópicos **en fresco y tinciones** deben informarse con precaución, así:

- o Visualizaciones con tinta china en busca del *Cryptococcus*:
  - o Los resultados positivos: "se observan levaduras capsuladas compatibles con *C. neoformans*".
  - o Los resultados negativos deben informarse: "no se observan estructuras fúngicas".
- o Visualizaciones de la tinción argéntica rápida, para *Pneumocystis jiroveci*:
  - o Positivo: "se observan formas redondeadas compatibles con quistes de *P. jioveci*".
  - o Negativo: "no se observan estructuras fúngicas".
- o En la tinción de Gram de úlceras faríngeas:
  - o Informar si hay microorganismos que sugieren la Angina de Vincent.

Los resultados de la **tinción de Baar,** se han de informar teniendo en cuenta la siguiente correlación dependiendo del tipo de tinción elegida:

Informe	Fucsina (x 1.000)	Fluorocromo (x 250)	Fluorocromo (x 450)
No BAAR	0	0	0
Dudoso (repetir)	1-2 / 300 campos (3 barridos)	1-2 / 30 campos (1 barrido)	1-2 / 70 campos (1,5 barridos)
Positivo 1 +	1-9 / 100 campos (1 barrido)	1-9 / 10 campos	2-18 / 50 campos (1 barrido)
Positivo 2 +	1-9 / 10 campos	1-9 / campo	4-36 / 10 campos
Positivo 3 +	1-9 / campo	10-90 / campo	4-36 / campo

Tabla 19. Tipo de tinción, aumento óptico y nº de BAAR observados

El informe utilizando la escala semicuantitativa estandarizada asegura la reproducibilidad de los resultados y permite evaluar: la gravedad de la enfermedad, la infectividad del paciente, y la evolución del paciente bajo tratamiento.

Toda demora en la entrega de un resultado positivo puede retrasar el inicio del tratamiento, prolongar el período durante el cual el paciente permanece infeccioso o determinar que se pierda un enfermo. Es necesario el mayor esfuerzo posible para que los resultados de la baciloscopia sean recibidos por la unidad de salud dentro de 24 horas de entregada la muestra al laboratorio.

6.2 Cultivos

Los informes preliminares pendientes de confirmaciones en laboratorios externos, como puede ser el caso de la difteria, se debn informar como: "Se aisla *Corynebacterium diphtheriae*. Informe preliminar positivo en espera de confirmación".

Si se aisla y se confirma la especie de *M. pneumoniae* se informará: "se aísla *M. pneumoniae*", sin necesidad de indicar el título de crecimiento, ni realizar pruebas de sensibilidad a los antibióticos. El aislamiento de *M. pneumoniae* del tracto respiratorio es clínicamente significativo en la mayoría de los casos, pero deberá relacionarse con la enfermedad clínica y ser, además, corroborado por las pruebas serológicas, ya que existen portadores asintomáticos. El aislamiento de *M. pneumoniae* de cualquier líquido orgánico o tejido estéril, es siempre significativo.

Muestras de vías respiratorias bajas, contaminadas con microbiota de vías altas

Cuando la muestra de esputo se rechace para cultivo siguiendo los criterios de la tinción de Gram, es apropiado comunicar uno de los siguientes resultados:

o "Se observan ≥ 10 células epiteliales escamosas por campo de bajo aumento, lo cual sugiere mala calidad de la muestra; el cultivo no se realiza. Por favor, recoger nueva muestra si existe indicación clínica".

o "No se observan bacterias tras el examen con objetivo de 1.000X; el cultivo no se realiza. Contactar con el laboratorio si están indicados clínicamente otros estudios".

- o Si no se aísla ningún patógeno en el cultivo se informará como "crecimiento de microbiota habitual".

- o Si se aíslan microorganismos patógenos se informará la especie identificada y las pruebas de sensibilidad.

Muestras no contaminadas con microbiota de vías respiratorias altas

En las biopsias pulmonares por punción transtorácica, biopsias a pulmón abierto y en el líquido pleural todos los patógenos se deben identificar e informar junto con las pruebas de sensibilidad a antibióticos.

Cultivos cuantitativos en muestras obtenidas por fibrobroncoscopia

En la información de los resultados deben considerarse los siguientes aspectos:

- o Se debe informar el recuento de cada tipo de colonias bacterianas expresado en unidades formadoras de colonias por mililitro (ufc/ml).

- o Recuentos superiores o inferiores de microorganismos no potencialmente patógenos se pueden informar como microbiota respiratoria habitual.

- o Considerar como muestra pobre o de mala calidad, e informarlo así, a aquellas en las que se observen menos de 10 neutrófilos por campo de 1.000 aumentos en la tinción de Gram o de Giemsa.

- o Si en la tinción de Gram o de Giemsa se observan células epiteliales en una proporción superior al 1% se ha de informar que el resultado del cultivo bacteriano puede corresponder a microbiota orofaríngea.

- o Se informará del morfotipo o morfotipos bacterianos observados en la tinción de Gram.

- o En el LBA se debe informar si se observan bacterias intracelulares en la tinción de Gram.

- o Del resto de pruebas para virus, hongos, parásitos y bacterias se informará del resultado, añadiendo la interpretación del microbiólogo si se considera conveniente.

6.3 Detección rápida de antígenos

Legionella

- o En el caso de tener un resultado positivo el informe recomendado sería:

    - o Cuando se utilizan los ensayos de EIA (Binax o Bartles) o el ensayo de ICT "detección de antígeno soluble de *Legionella pneumophila* serogrupo 1: positiva".

- o Si se utiliza el ensayo de EIA de Biotest se expresará como "detección de antígeno soluble de *Legionella*: positiva".

- o En el caso de tener un resultado negativo se expresaría como:

  - o Cuando se utilizan los ensayos de EIA (Binax o Bartles) o el ensayo de ICT "detección de antígeno soluble de Legionella pneumophila serogrupo 1: negativa".

  - o En caso de utilizar el ensayo de EIA de Biotest se expresará como "detección de antígeno soluble de Legionella: negativa".

- o En cualquier caso, se debe indicar si la muestra de orina ha sido concentrada o no, ya que el factor de concentración puede influir en el resultado final.

- o En el caso de que no proceda la realización de los ensayos por disponer de ensayos previos, se informará también el motivo:

  - o "Detección de antígeno soluble de *Legionella*: no procedente por determinación previa positiva hace menos de un mes", o

  - o "Detección de antígeno soluble de *Legionella pneumophila*: no procedente por determinación previa negativa hace menos de una semana o aún pendiente".

6.4 Serología

Los resultados obtenidos son cualitativos (positivo o negativo) y cuantitativos (título del suero), que se traducen en infección actual, pasada o ausente. En la tabla 20 se muestra la correlación entre los posibles resultados, su interpretación y el informe analítico.

	2 muestras (4 semanas)	Una única muestra					
Informe	INFECCIÓN ACTIVA			CONTACTO PREVIO		NO EXISTE INFECCION	
Interpretación	SERO-CONVERSION	POSITIVO Agudo				NEGATIVO	
Aglutin.	x4 el Título	1/320					
	IgG	IgG	IgM	IgG	IgM	IgG	IgM
IFI	x4 el Título	≥1/256		≥1/128	≥1/32	<1/16	
ELISA	x2 Indice	>1					<1

Tabla 20. Informe de las serologías infecciosas

Capítulo 7

Bibliografía

Bactus AB. *Instrucciones técnicas del fabricante. Phadebact Streptococcus Test.*

Binax. *Manual de instrucciones del ICT Binax NOW para S. pneumoniae Antigen Test®*, Portland, USA. Suministrado por el fabricante.

Binax. *Manual de instrucciones del ICT Binax NowTM Legionella Urinary Antigen Test®*, Portland, USA. Suministrado por el fabricante.

Biomerieux. *Instrucciones técnicas del fabricante. API 20 A, API NH, API CORIYE y API AUX.*

Biotest AG. *Manual de instrucciones del EIA Biotest Legionella Urinary Antigen®*, Dreilich, Germany. Suministrado por el fabricante.

Cercenado, E. & Cantón, R. (2003-2011). *Procedimientos en Microbiología Clínica* (2ª Ed.). SEIMC. Disponible en: http://www.seimc.org/documentos/protocolos/microbiologia/

Fraile Fariñas, M.T. & Muñoz Collado, C. (2010). Infección por *Coxiella burneti* (Fiebre Q). *Enfermedades Infecciosas y Microbiología Clínica*, 20(1), 29-32.

García Bermejo, I. (2001). *Rhodococcus equi: Aspectos microbiológicos y clínicos*. Control calidad SEIMC.

Grupo de trabajo de enfermedades infecciosas, (2010). *Informe 2010. Estudio nacional de vigilancia de infección nosocomial en servicios de medicina intensiva.* Sociedad española de Medicina intensiva crítica y unidades coronarias (SEMICYUC).

Lopardo, H., Hernández, C. & Soloaga, R. (1999). *Diagnóstico microbiológico de las infecciones respiratorias bacterianas.* Laboratorios Britania S.A.

López, P., Chinchilla, A., Andreu, M, Pelaz, C. & Sastre, J. (2001). El laboratorio de microbiología clínica en el brote de *Legionella spp.* en la comarca de Alcoy: Rentabilidad de las diferentes técnicas diagnósticas. *Enfermedades Infecciosas y Microbiología Clínica,* 19, 435-438.

Macedo, M. & Mateos, S. (2006). Tema 9. Infecciones respiratorias, en *Temas de Bacteriología y Virología Médica* (2ª Ed.). Oficina del Libro FEFMUR. Universidad de la República Facultad de Medicina.

Marco, F. (2011). Pruebas de diagnóstico rápido en microbiología. *Ed Cont Lab Clín,* 15, 88-96.

Marcos Tomás, J.V., Molina Gasset, R. & Sastre Pascual, J.F. (2008). *Algoritmos. Guías clínicas de ayuda a la petición de pruebas de laboratorio.* ROCHE. Disponible en: http://www.a14.san.gva.es/laboratorio/algoritmos/prologo.htm

Matas Andreu, L., Molinos Abós, S., Fernández Rivas, G., González Soler, V. & Ausina Ruiz, V. (2006). Diagnóstico serológico de las infecciones por Mycoplasma pneumoniae. *Enfermedades Infecciosas y Microbiología Clínica,* 24(1), 19-23. http://dx.doi.org/10.1157/13094274

Mateos, S. (2006). Tema 25. Virus respiratorios, en *Temas de Bacteriología y Virología Médica* (2ª Ed.). Oficina del Libro FEFMUR. Universidad de la República Facultad de Medicina.

Menéndez, R., Torres, A., Aspa, J., Capelastegui, A., Prat, C. & Rodriguez de Castro, F. (2010). Neumología adquirida en la comunidad. Nueva normativa de la Sociedad Española de Neumología y Cirugía Torácica (SEPAR). *Archivos de Bronconeumología,* 46(10), 543-558.

Mesenguer, M.T., Cacho, J.B., Oliver, A. & Puig de la Bellacasa, J. (2008). Diagnóstico microbiológico de las infecciones bacterianas del tracto respiratorio inferior. *Enfermedades Infecciosas y Microbiología Clínica,* 26(7), 430-436. http://dx.doi.org/10.1157/13125641

Ministerio de Salud, Oficina General de Epidemiología (2000). *Pertusis.* Lima: Ministerio de Salud, Oficina General de Epidemiología, INS. ISBN: 9972-857-02-06.

Organización Panamericana de la Salud (2008). *Manual para el diagnóstico bacteriológico de la tuberculosis. Normas y guía técnica. Parte 1 Baciloscopia.*

Perilla, M.J. (2004). *Manual de laboratorio para la identificación y prueba de susceptibilidad a los antimicrobianos de patógenos bacterianos de importancia para la salud pública en el mundo en desarrollo.* Centros para el Control y la Prevención de Enfermedades y Organización Mundial de la Salud.

Rodríguez, G. (2006). Tema 22. Mycobacterias, en *Temas de Bacteriología y Virología Médica* (2ª Ed.). Oficina del Libro FEFMUR. Universidad de la República Facultad de Medicina.

SiemensVMicroscan. *Instrucciones técnicas del fabricante. Paneles Gram negativos y Gram positivos.*

Torres, M. (2006). Tema 7. Interacciones huésped-parásito. Flora normal, en *Temas de Bacteriología y Virología Médica* (2ª Ed.). Oficina del Libro FEFMUR. Universidad de la República Facultad de Medicina.

Tracto respiratorio inferior. Tracto respiratorio superior. Coprocultivo. Protocolos de SAMPAC (2005). Fecha: 30 Marzo, 2005. Disponible en: http://www.sampac.es/index.sw?mod=noticias&noticia=51

Ilustraciones recomendadas

http://www.juntadeandalucia.es/averroes/~29701428/salud/
http://www.zonamedica.com.ar/
http://www.nhlbi.nih.gov/index.htm
http://catalog.nucleusinc.com/nucleusindex.php

http://www.copanusa.com/index.php/education/videos/
http://columbiadoctors.photobooks.com/Health/
http://www.telmeds.org/
http://www.higiene.edu.uy/

http://www.microbiologyinpictures.com/index.html
http://www.lg1.ch/
http://www.microbelibrary.org/
http://thales.cica.es/rd/Recursos/rd99/ed99-0043-01/

http://www.socalemi.org/atlasmicrobiologia/
http://www.ijmm.org/
http://www.bacteriainphotos.com/bacteria%20photo%20gallery.html
http://www.gefor.4t.com/

http://www.saber.ula.ve/micosis/
http://www.mesacc.edu/~johnson/labtools.html
http://www.imagenmed.com/
http://www.pomif.com/

http://www.immunfluoreszenz.de/index.php?id=startseite&L=1
http://www.vircell.com/
http://www.mgm.ufl.edu/~gulig/mmid/mmid-lab/index.htm

Sobre los autores del libro

Mª José López García

Doctora en Farmacia
Facultativa especialista en Análisis Clínicos
Agencia Sanitaria Alto Guadalquivir
lopezmjose.68@gmail.com

Marta Cárdenas Povedano

Técnico Especialista de Laboratorio
Hospital de Montilla
Agencia Sanitaria Alto Guadalquivir
martacar22@gmail.com

Aurora Urbano Felices

Técnico Especialista de Laboratorio
Hospital Infanta Margarita. Cabra
Servicio Andaluz de Salud
felices70@hotmail.com

Sobre el revisor del libro

José Miguel Aguilar Bénitez

Licenciado en Ciencias Biológicas.
Facultativo especialista en Microbiología y Parasitología clínica.
Facultativo especialista en Análisis Clínicos.
FEA análisis clínicos y responsable de los laboratorios de los hospitales de alta resolución de Alcalá la Real y Alcaudete.
Agencia sanitaria Alto Guadalquivir.
jmaguilar@ephag.es